Britta Rudnick

Eine Pusteblume namens Papa

Ein Erfahrungsbericht und Ratgeber für Angehörige von zu
pflegenden und sterbenden Menschen

AF221833

Vorwort:

Ich habe mich die letzten Wochen mit vielen Freunden, Bekannten und Kollegen über die letzten Wochen vor dem Tod meines Papas unterhalten, auch über die Beerdigung und das Danach.

Bei den Gesprächen haben mir so viele gesagt, dass sie dies und jenes nicht wussten und dass es gut wäre, wenn ich mein Wissen weitergebe.

Deshalb habe ich dieses Buch geschrieben. Es sind meine persönlichen Erfahrungen, über die ich berichte, ohne in der Medizin oder Pflege Kenntnisse zu haben.

Ich möchte Menschen helfen, die vielleicht in einer ähnlichen Situation sind, wie wir damals. Menschen, die auch damit hadern, was das Beste für ihre Lieben ist.

Wir wussten auch nicht genau, was uns zu Hause erwartet, wenn wir einen so schwer kranken Menschen wie unseren Papa zu Hause bis zum Tod pflegen. Seinen Wunsch, daheim zu sterben, konnten wir ihm aber erfüllen. Wahrscheinlich niemand möchte alleine ohne Angehörige in einem Krankenhaus oder Pflegeheim mit Notstand an gut ausgebildetem Pflegepersonal sterben, in denen keine Zeit für eine aufwändige Betreuung von Pflegebedürftigen ist. Aber leider sieht die Gegenwart gerade so aus, dass die meisten Menschen in diesen Einrichtungen und nicht zu Hause sterben. Ein Grund ist die Unsicherheit und Überforderung, die für Angehörige damit einhergeht. Im Gegensatz zu früheren Zeiten haben wir heute keine Erfahrungen mehr mit Tod und Sterben. Wir erleben dieses nicht und reden auch nicht darüber. Sowohl die Angehörigen als auch die Sterbenden haben oftmals Angst vor dem Tod. Wer wünscht sich nicht, im Schlaf zu sterben oder einfach tot umzufallen? Dieses war zum Beispiel im Mittelalter ganz anders. Ein plötzlicher Tod wurde als tragisch angesehen. Heutzutage beneidet man Sterbende darum.

Wir müssen wieder lernen, unangenehme und schwierige Gespräche rund um den Tod zu führen. Wir sollten darüber sprechen, wie wir sterben wollen und welche Vorkehrungen vor dem Tod wichtig sind. Hiermit meine ich unter anderem den Abschluss einer Patientenverfügung und Vollmacht, die Frage nach lebensverlängernden Maßnahmen, wo und wie man beerdigt werden möchte, wo man sterben möchte.

Dadurch ist es möglich, sich auf den traurigen Fall vorzubereiten und im Sinne des Verstorbenen fast alles arrangieren zu können. Dieses tröstet ungemein. Wenn wir uns bewusst mit dem Thema „Sterben" auseinandersetzen, können wir mit dem Tod besser umgehen und fühlen uns nicht mehr so ohnmächtig bzw. unsicher. So fällt es uns vielleicht auch leichter, für einen lieben Angehörigen die letzten Wochen in seinem Leben sterbebegleitend da zu sein, sich um ihn zu kümmern. Auch wenn es nur für eine kurze und auch schwere Zeit ist, ist diese so intensiv, dass sie uns beim Bewältigen des Abschieds hilft. Wir können dem Sterbenden noch so nah sein, ihn wahrnehmen und ihm bis zu seinem Tod respektvoll begegnen.

Ich weiß, wir hatten bei allem Unglück auch viel Glück. Wir hatten Zeit und damit die Möglichkeit, die letzten Wochen mit meinem Vater zusammen zu sein. Es waren so wichtige Wochen. Nicht jeder kann sich das einrichten und sollte in gar keinem Fall dann Schuldgefühle haben müssen, wenn er es nicht leisten kann.

Ich denke, man kann aus meinem Buch erlesen, welchen Prozess unsere Familie die ganzen Monate durchlebt hat. Wahrscheinlich musste alles so sein, denn so war es uns tatsächlich möglich, Papa in Frieden gehen zu lassen.

Ich würde mir wünschen, dass viel mehr Ärzte die Angehörigen davon in Kenntnis setzen, dass es die Möglichkeit des SAPV gibt. Auch hier sind wir dem Oberarzt des Klinikums Ost noch sehr dankbar für diesen Hinweis.

Es gibt Menschen und Einrichtungen, die einem helfen in der Not. Man muss nicht allein sein. Man muss nur wissen, dass und wo es Hilfe gibt.

Es ist 6:55 Uhr morgens und ich sitze an deinem Grab. Seit Tagen ist es so heiß bei uns, dass es morgens am erträglichsten und auch am schönsten ist, rauszugehen.

Es ist ganz leise hier und so friedlich. Vereinzelt zwitschern irgendwo Vögel, die Sonnenstrahlen funkeln durch die umstehenden Bäume.

Eine Bank steht direkt an deinem Grab. Es ist nicht so, dass ich nicht stehen mag, aber eine Bank an einem Grab stehend lädt zum Verweilen, Nachdenken und Träumen ein. Ich bin froh, dass niemand da ist, der hört, dass ich mit dir spreche, Papa.

Ich muss dir doch alles mitteilen. Von unserem Urlaub habe ich dir ja letzte Woche schon berichtet. Dieses Mal erzähle ich dir von den Kindern, was sie in den Ferien so unternehmen, dass es wieder Probleme mit deinem Mietshaus gibt und dass wir am Wochenende mit Freunden grillen wollen.

Dein Grab ist so schön gelegen auf diesem stillen, hübschen Friedhof in Bad Doberan.

Allein der Weg zum Grab durch die schöne Baumallee ist einmalig. Es sieht alles so malerisch aus. Jedes Mal, wenn ich dich auf dem Friedhof besuche, kommt mir dieser Gedanke, was für ein schöner Ort das hier ist.

Ich habe mich in der Vergangenheit nie um das Aussehen von Friedhöfen geschert. Sicher, es gibt Leute, die spazieren gerne auf Friedhöfen oder besichtigen auch im Urlaub welche, aber zu diesen Leuten gehöre ich nicht. Eher machte ich einen Bogen um sie, fand sie bisher auch ein wenig suspekt, was vielleicht auch daran liegt, dass ich mit Friedhöfen nie etwas Positives verband.

Friedhof habe ich stets im Zusammenhang mit Tod gesehen und der ist ja grundsätzlich nicht schön, eher traurig. Ich habe aber auch keine Erfahrungen, da ich außer deiner Mutti, also Oma, kaum Menschen persönlich kenne, die gestorben sind.

Dein Urnengrab ist (zurzeit noch provisorisch) von uns mit Eisbegonien, Nelken, Lavendel, Sonnenhut und Geranien angelegt. Die Farben Gelb, Lila und Rosa harmonieren und sehen fröhlich aus.

Es sieht hübsch aus, da alles schön blüht.

Es ist gar nicht so lange her, dass ich mit dir selbst ganz in der Nähe hier stand. Wir suchten das Grab von deinem Abiturfreund Peter B.. Da das Friedhofsgelände ein bisschen holprig ist und mit deinem Rollstuhl nicht überall befahrbar war, habe ich dich gleich hier in der Nähe „geparkt" und das Grab von Peter B. alleine gesucht und endlich auch gefunden. Es befindet sich ca. 20 m von deinem Grab entfernt. Ich teilte dir das mit und ging auf dich zu, als du zufrieden in deinem Rollstuhl zu mir sagtest, dass dies doch ein schöner Platz wäre.

Der Steinmetz braucht fünf Monate für die Fertigstellung deiner Grabplatte und des Grabsteins. Darauf warten wir alle noch.

Dein Name mit Geburts- und Sterbedatum steht bis dahin auf einem Holzkreuz. Irgendjemand muss hier gewesen sein, denn es wurde eine Vase mit Blumen neben dein Kreuz gestellt. Wahrscheinlich deine Schwester Irmtraud, denke ich bei mir.

Ich muss grinsen. Vor deinem Kreuz liegt ein Apfel. Den hat Kathrin am Sonntag dort hingelegt. Mit Äpfeln verband dich und letztendlich auch uns als Familie sehr viel …

Apropos meine Familie:

Kathrin ist meine älteste Schwester, ist verheiratet mit Arne, hat zwei Söhne namens Jan und Hannes und wohnt in Berlin. Sie ist 57 Jahre alt, hat eine eigene Steuerberatungskanzlei in Berlin, arbeitet gefühlt rund um die Uhr, gerne auch bis 2:00 Uhr nachts und ist immer für die Familie da. Sie und auch Arne haben sich in den letzten Jahren am meisten um unsere Eltern gekümmert, sei es, dass sie Reparaturen in unserm Elternhaus ausgeführt, Steuererklärungen und sonstigen Schriftkram erledigt haben.

Kathrin alias Katschebum wird auch liebevoll von uns als „Paparazzi der Familie" bezeichnet. Egal wo sie ist, sie fotografiert und filmt alles. Kathrin toppt jeden asiatischen Touristen. Bei den vielen Fotos, die unsere Familie dabei regelmäßig von ihr erhält, sind aber wirklich sehr schöne Aufnahmen dabei. Sie hat tatsächlich ein Händchen für gute Motive.

So oft haben Kristina und ich schon zu ihr gesagt, dass sie ihren Beruf aufgeben, Fotograf werden könnte oder zumindest Fotokalender erstellen lassen sollte.

Kathrin liebt die Farbe Rot und Klatschmohn. So manches Kleidungsstück trägt sie in dieser Farbe oder mit diesem Motiv. Sie ist ca. 1,72 m groß, nicht mehr ganz schlank, aber auch nicht dick und lässt sich ihre schulterlangen Haare regelmäßig dunkel färben.

Kristina ist meine zweite Schwester. Wir nennen sie alle nur Tine. Sie ist verheiratet mit Arnaud und hat ebenfalls zwei Söhne namens Karl und Edouard. Sie ist 53 Jahre alt und wohnt in Paris.

Dadurch ist es ihr nicht so oft möglich, unsere Eltern zu besuchen. Sie hat aber jeden Sonntag feste Telefonzeiten mit unseren Eltern bzw. mit meiner Mutti, wo sie dann stundenlang die Leitung blockieren.

Vor kurzem hat sie ein Studium der Innenarchitektur abgeschlossen und ist darin nun selbständig tätig. Zuvor hat sie jahrelang bei einem renommierten Automobilkonzern in Paris als Wirtschaftsingenieurin gearbeitet.

Tine kann fast alles. Sie ist nicht nur technisch begabt, sondern eben auch kreativ und hat einen richtig guten Geschmack. Tine ist auch ca. 1,72 m groß, nicht dünn, aber auch nicht dick und ist eher elegant gekleidet. Sie lässt ihre Haare gerade grau durchwachsen und bindet diese meist zu einem kleinen Zopf zusammen.

Meine Mutti ist dieses Jahr 80 Jahre alt geworden und ist für ihr Alter recht fit und unternehmungslustig. Sie ist ein eher sportlicher Typ mit kurzen grauen Haaren, die gerne Jeans trägt und recht modern für ihr Alter gekleidet ist. Sie versucht fast alle erforderlichen Besorgungen, wie Einkaufen, Erledigungen bei der Bank oder Friseurbesuche mit ihrem E-Bike zurückzulegen. Sie macht in ihrer Freizeit viel Sport, achtet auf gesunde Ernährung und hat deshalb eine gute Figur. So mancher Jugendlicher heutzutage kann sich an meiner Mutter ein Beispiel nehmen. Sie ist ein richtiges Arbeitstier. Stundenlang kann sie im Garten rumwühlen, kochen oder den Haushalt auf Vordermann bringen.

Kein Kochrezept in einer Zeitung ist vor ihr sicher. Alles wird herausgeschnitten und in einen der zahlreichen Ordner dafür abgelegt.

Ich kenne außer meiner Mutter keinen Menschen, der alle sechs Wochen seine Fenster putzt.

Sie verwöhnt uns gerne mit neu ausprobierten Gerichten und Kuchen und achtet meistens auch darauf, dass die Zutaten frisch, möglichst aus dem Garten, sind.

Meine Mutti war Lehrerin, was man auch heute noch spürt. Sie hat eigentlich immer recht, zumindest meint sie es zu haben ☺. Aufgrund ihrer jahrelangen Tätigkeit als Lehrerin wedelt sie auch heute noch gerne mit dem Zeigefinger, wenn sie sich in Rage redet.

Sie sagt, was sie denkt. Das ist für uns und vor allem für Leute, die sie nicht richtig kennen, nicht immer einfach. Manchmal kommt es verletzend rüber, was sie sagt. Wir haben sie schon oft darauf hingewiesen, aber da ist nichts zu machen.

Sie hat ihr Herz am richtigen Fleck. Und wirklich. Für ihre 80 Jahre ist sie richtig cool drauf, sagen zumindest auch alle Enkelkinder. Sie ist auch echt hart im Nehmen,

Im Oktober 2020 wurde bei meiner Mutter festgestellt, dass sie eine Bluterkrankung hat, welche seitdem medikamentös behandelt wird. Die Tabletten haben insofern geholfen, als ihre Blutwerte besser geworden sind und die Krankheit somit aufgehalten wurde. Trotzdem muss sie regelmäßig zur ärztlichen Kontrolle und ihre Werte überprüfen lassen.

Seit dieser Zeit klagt meine Mutter eigentlich auch über Rückenschmerzen. Arthrose, Osteoporose und Skoliose kamen, wahrscheinlich altersbedingt, als Krankheiten hinzu. Ich kenne meine Mutter mittlerweile nur noch mit einer Hand auf ihrem Rücken. Wärmekissen oder -pflaster, Physiotherapie und anderes helfen so gut wie gar nicht bei ihr. Die Rückenschmerzen hat sie meistens zu Hause, nicht im Urlaub, was darauf schließen lässt, dass sie einfach körperlich zu viel arbeitet oder dass es psychisch bedingt ist.

Über ihre Krankheiten redet meine Mutter wenig.

Meine Mutti wohnt auf einem Dorf in der Nähe einer größeren Stadt, circa dreißig Autofahrminuten von meinem Haus entfernt. Sie wuppt derzeit ein sehr großes Haus und einen noch viel größeren Garten, in dem alles wächst, was man sich so vorstellen kann.

Um meinen **Papa** geht es in diesem Buch.

Er ist 84 Jahre alt geworden. Nach vierzig Jahren abwechslungsreichem Arbeitsleben ist mein Papa mit 65 Jahren in Rente gegangen. Er hat immer gerne gearbeitet. Als Rentner hat er sich voll dem Garten, dem eigenen Heim und seinem Mietshaus gewidmet. Er liebte es, alles Mögliche an Pflanzen und Bäumen aufwachsen zu sehen und zu ernten. Irgendwie hat mein Papa aber dabei vergessen, dass wir drei Kinder zum Verzehren seines vielen Obstes und Gemüses nicht mehr im Haus lebten. Und somit war eigentlich immer alles von allem zu viel.

Auch körperlich hat mein Vater bis ins hohe Alter schwer gearbeitet. Mit 80 Jahren ist er noch auf das Dach seines recht hohen Mietshauses gestiegen und hat Dachrinnen gesäubert. Dabei hat er sich nur mit einem Strick am Schornstein festgebunden. Mir wird heute noch schwindelig, wenn ich daran denke.

Er hat armdicke Äste von sehr großen Bäumen abgesägt, schwere Rasenmäher aus einem Pkw-Anhänger rein- und rausgehoben und Apfelkisten geschleppt.

Leider kamen mit Papas Rentenalter auch Krankheiten wie Alterszucker, später Parkinson neben einer schon länger vorhandenen Herzinsuffizienz hinzu. Kurz nach Papas 80. Geburtstag machten auch seine Beine nicht mehr richtig mit, so dass er zeitweise im Rollstuhl saß. Nach einer Kur erholte er sich aber insoweit, dass er mit einem Gehstock oder Rollator laufen konnte.

Mein Papa war in früheren Jahren ca. 1,78 m groß, muskulös, hatte ein markantes Gesicht, nicht mehr ganz so viele Haare auf dem Kopf und war meiner Meinung nach immer eine sehr beeindruckende Erscheinung. Er strahlte immer etwas Liebes und Positives aus, schaute nie griesgrämig oder böse wie manche älteren Leute.

In den letzten Monaten wirkte er jedoch recht gealtert und in sich gefallen, was daran lag, dass er nicht mehr so gut laufen konnte und sich sein ganzer Körper irgendwie veränderte und kleiner wurde.

Nun zu mir - **Britta**:

Ich bin dieses Jahr 50 Jahre alt geworden, verheiratet, habe zwei Töchter namens Henrikje (alle nennen sie nur Ricky) und Alina. Mein Mann heißt Mario und ist auch Steuerberater. Wir treiben gerne Sport. Der Traum meines Mannes ist die Teilnahme an einem IronMan auf Hawaii.

Ich arbeite als Betriebsprüfer beim Finanzamt, weshalb man mich lieber von hinten als von vorne oder gar nicht sieht ☺.

Wir wohnen im schönen Bad Doberan, lieben es, Fernreisen zu machen, gehen gerne tanzen und treffen uns mit Freunden. Ich bin schlank, ca. 1,68 groß und trage lange, blond gefärbte Haare.

Kurzum, ich würde unsere Familien als recht tough und „im Leben stehend" bezeichnen. Wir alle haben das Rüstzeug, um die vielen großen und kleinen Herausforderungen im Leben zu meistern, packen es an und haben keine Angst vor diesen. Wir haben nicht immer die gleiche Meinung zu bestimmten Themen, akzeptieren uns aber eigentlich so, wie wir sind.

Bis letztes Jahr Oktober war für uns alle die Welt mehr oder weniger in Ordnung. Die Folgezeit sollte uns aber lehren, dass es Herausforderungen gibt, die auch unsere Familien belastet und teilweise auch überfordert haben.

Meine Eltern waren im September noch für eine Woche auf der Insel Hiddensee, wohin Tine sie sowohl gebracht als auch zurückgeholt hatte. Mein Papa war mit seinem Handstock nicht besonders gut zu Wege. Das war keine Überraschung für uns, da er seit ungefähr drei Jahren mit dem rechten Bein Probleme hatte. Oftmals knickte er weg. Nach dem Hinweis von einem Arzt auf einer Kur in Prerow legte Papa sich einen Rollator zu. Diesen besorgte ihm Kathrin.

Mein Vater war mächtig stolz auf diesen Rollator, denn er ging mit dem Ferrari unter den Rollatoren, nämlich einen nur fünf Kilogramm leichten Carbon-Rollator, der nicht nur leicht, sondern wirklich funktional, sicher und laufergonomisch war.

Schon das gesamte Jahr 2021 hat mein Vater gehustet. Während des Sprechens waren seine Hustenattacken besonders heftig. Weil es immer schlimmer wurde, baten wir meinen Vater, den Husten von seinem Hausarzt Dr. Oswald abklären zu lassen.

11.10.2021 – 15.10.2021 (1. Krankenhausaufenthalt)

Im Oktober überweist Dr. Oswald meinen Vater in ein Krankenhaus. Dort wird Wasser aus der Lunge punktiert. Nach 5 Tagen kann mein Papa das Krankenhaus verlassen.

3.11.2021 – 9.11.2021 (2. Krankenhausaufenthalt)

Nur vierzehn Tage später werden die Hustenanfälle meines Vaters und jetzt auch die Atemnot so stark, dass Herr Dr. Oswald ihn ein weiteres Mal ins Krankenhaus überweist. Ich fahre meinen Vater ins Krankenhaus, aber zuvor will er unbedingt noch Folgendes erledigen: seine Äpfel aus dem Garten zur Mosterei nach Satow bringen.

Es ist bereits jährliche Tradition, die eher schlechten Äpfel zum allgemeinen Mosten zu bringen und von den „guten" Äpfeln eigenen Most für zu Hause produzieren zu lassen. Der „Mosttermin" und vor allem das gemeinsame familiäre „Äpfel-im-Garten-Pflücken" sind für meinen Vater das herbstliche Highlight. Wochenlang wird vorher abgestimmt, wer wann Zeit zum Äpfelpflücken hat. Es freut meinen Vater immer wieder, wenn alle, Kinder und Enkelkinder, um ihn herum wuseln und er bestimmen kann, welcher Apfel in welche Kiste kommt und welcher Apfel als Winterapfel ins Gartenhaus gebracht werden muss. Anschließend werden diese Kisten von ihm beschriftet.

Nach jedem Besuch im Elternhaus bekommen wir Äpfel von ihm für zu Hause mit. Allerdings sind diese dann nicht frisch, sondern schon ein wenig pappig. Die knackigen Äpfel werden so lange gelagert und vor uns zurückgehalten, bis sie dann auch wieder schön pappig sind. Wir haben sein System nie richtig verstanden, dafür aber oftmals darüber gelacht. Vor allem die Schwiegersöhne, die alle in der Großstadt aufgewachsen sind und bis zur Heirat mit einer von uns Schwestern nur Äpfel aus dem Supermarkt kannten. Auch sie müssen die Äpfel unseres Vaters brav essen, und wehe, es hat einer gemurrt. Ich bin fest davon überzeugt, dass mein Mann sich heimlich manchmal Äpfel kauft und isst.

In der Mosterei jedenfalls will mein Vater unbedingt auch noch den frisch gepressten, noch heißen Apfelsaft von seinen Äpfeln verkosten. So viel Zeit muss doch vor dem Krankenhaus noch sein.

Ich habe noch immer dieses Bild vor Augen, wie selig er dabei aussieht.

Auf dem Weg ins Krankenhaus hustet mein Vater dann so stark, dass ich schon denke, dass er im Auto erstickt. Er ist mit einem Mal sehr traurig und meint, er will nicht schon wieder ins Krankenhaus.

Ich habe vor, meinen Vater auf die Station zu bringen, muss mich aber wegen der Corona-Regelungen schon am Eingang von ihm verabschieden. Ein Krankenpfleger holt meinen Vater mit dem Rollstuhl von dort ab. Es tut mir sehr weh, meinen Vater so geknickt wegfahren zu sehen. Er mag keine Krankenhäuser.

Auch während dieses Krankenhausaufenthaltes wird bei meinem Vater Wasser aus der Lunge punktiert. Dieses Mal wird er auch ans EKG angeschlossen und es wird festgestellt, dass die Wassereinlagerungen mit seiner Herzschwäche zusammenhängen.

Im Entlassungsbericht des ersten und zweiten Krankenhausaufenthaltes wird auf seine bekannte chronische Herzinsuffizienz mit höhergradigen Klappenvitien[1] verwiesen. Die Aufnahme ins Krankenhaus war aufgrund kardialer Dekompensation erforderlich. Für zu Hause wird ihm nun täglich die Einnahme einer Wassertablette (Torasemid 10 mg) morgens empfohlen.

Da pro Tag nur ein Besuch bei meinem Vater im Krankenhaus erlaubt ist, wechseln meine Mutti und ich uns mit den Besuchen ab. Wir bringen ihm seine Tageszeitung, frisch gepresste Säfte und Obst vorbei. Zweimal helfen wir meinem Vater beim Duschen. Im Bad steht ein Schild: „Nicht mit dem Leitungswasser Zähne putzen". Auf dem Waschbecken stehen Trinkwasserflaschen hierfür bereit. Ich finde das schon irgendwie beunruhigend und für ein Krankenhaus bitter. Ungewöhnlich ist auch, dass die Haken, an die man Kleidungsstücke aufhängen kann, so niedrig angebracht sind, dass z. B. der Bademantel unten auf dem Fußboden aufliegt. Aber wahrscheinlich hat man dabei daran gedacht, dass auch Patienten, die im Rollstuhl sitzen, an den Haken herankommen müssen. Papa hat einen Fensterplatz „erwischt" und guckt die meiste Zeit in den umliegenden Park des Krankenhauses. Aufgrund der großen Fensterscheiben sind die Zimmer recht hell, was einen freundlichen Eindruck macht. Leider lassen sich die Fenster nicht richtig öffnen, so dass bei vier Patienten im Zimmer die Luft ziemlich verbraucht ist. Zusammen mit dem typischen Krankenhausgeruch nach Desinfektionsmitteln ist dieser Umstand für den Besucher unangenehm.

Meinem Vater geht es im Krankenhaus von Tag zu Tag besser. Wenn ich ihn besuche, hat er immer eine Liste fertig mit Aufgaben, die ich abzuarbeiten habe. Meistens handelt es sich dabei um Dinge, die mit seinem Mietshaus in Verbindung stehen. Mein Vater wartet jeden Tag sehnsüchtig auf unseren Besuch. Sobald er sich eigenständig bewegen kann, geht er zum Fenster des Krankenhausflurs und guckt heraus, um zu schauen, wann wir kommen. Wir spüren bei jedem Besuch, wie wichtig es ist, dass wir ihn täglich besuchen. Er mag von sich aus nicht mit den anderen Patienten in seinem Zimmer kommunizieren, ist aber recht redselig, wenn

---

[1] Klappenvitien ist in der Medizin der Oberbegriff für angeborene oder erworbene Funktionsstörungen einer oder mehrerer Herzklappen.

wir dann bei ihm sind. Die Klinik hat auf jeder Etage ein Besucherzimmer, in dem man verweilen kann. Darin ist es sogar nett eingerichtet mit Bildern, Büchern, Tischdecken und Dekoration, so dass man sich fast ein bisschen heimisch fühlt. Ich begrüße diesen Umstand, da ich Krankenhäuser eigentlich nicht mag.

Meine Mutti und ich sind froh, meinen Vater noch besuchen zu dürfen. Auf zwei Stationen sind Coronafälle aufgetreten. Eine Woche später gilt dann komplettes Besuchsverbot im Krankenhaus.

Kathrin und Tine fragen tagtäglich bei uns nach, wie es Papa geht. Mein Vater hat ein kleines, rotes Handy, über das man ihn anrufen kann. Warum auch immer, wir wissen es bis heute nicht genau, ist das Dreißig-Euro-Guthaben nach drei Tagen immer aufgebraucht. Mit meinem Vater zu telefonieren, ist nicht immer einfach, da er seine Hörgeräte im Krankenhaus selten ins Ohr nimmt. Entweder verheddert er sich mit der Sauerstoffmaske, die er oftmals auf dem Kopf hat, oder sie sind nicht aufgeladen. Insofern tun mir Kathrin und Tine immer leid, wenn sie über die Telefonate mit Papa klagen.

9.11.2021 – 03.12.2021 (zu Hause)

Mein Papa wird am 9.11.2021 in die Häuslichkeit entlassen.

Papa ist so glücklich, als er nach sechs Tagen wieder nach Hause kann. Es geht ihm gut. Er hustet zwar noch immer, aber er bekommt Luft und kann sich mit Rollator oder Gehstock alleine fortbewegen. Mein Papa und wir hoffen, dass nun alles wieder gut wird bzw. dieser Krankenhausaufenthalt ein wenig länger vorhalten würde. Wenn das Wasser nun regelmäßig aus seiner Lunge punktiert werden muss, so denken wir, dann müssten er bzw. wir uns wohl damit arrangieren.

Auf Empfehlung der Ärzte soll mein Papa zu Hause sportliche Übungen machen und möglichst viel in Bewegung bleiben.

Meine Mutti und ich wechseln uns als Vorturner für meinen Vater immer ab. Er muss auf den Crosstrainer, muss die Hanteln stemmen, die Beine abwechselnd hoch und zur Seite schwingen. Meine Mutter hat mittlerweile ein ganzes Repertoire an kleinen sportlichen Geräten und Terrabändern und Bällen. Sie macht fast täglich ihre Übungen damit und bindet meinen Vater mit ein.

Ich mache meistens Musik dabei an, um ihn zu motivieren. Mein Vater macht alle Übungen so leidlich mit. Man sieht ihm an, dass es wirklich nicht sein Ding ist, solche gymnastischen Verrenkungen zu machen, aber er lässt alles immer brav über sich ergehen und meckert nie. Sobald man aber sich von ihm abwendet oder kurz den Raum verlässt, stellt er sämtliche Bewegungen ein.

Ich komme mir vor wie eine Aerobic-Trainerin und zähle jede Übung von 10 rückwärts bis 1 mit. Am liebsten mag mein Vater Hantelübungen für die Arme. Es sieht motorisch manchmal nicht so erstklassig aus, aber man kann sehen, dass Bi- und Trizeps noch bei ihm vorhanden sind.

Wenn ich ihn nach diesen Übungen dann immer lobe, freut er sich und weist jedes Mal darauf hin, dass er früher so harte und muskulöse Oberarme hatte, dass ihm so manches Oberhemd nicht passte oder sogar gerissen ist. Er sagt dies fast jedes Mal, wenn er die Hanteln wuchtet und strahlt dabei.

Wir haben bei diesen Übungen auch viel Spaß miteinander. Papa hat bei manchen Bewegungen koordinativ Probleme. Er staunt über die unterschiedlichen Übungen und wir diskutieren darüber, welche Muskeln gerade beansprucht werden. Sein rechtes Bein lässt ihn immer wieder bei den Übungen im Stich. Auf dem Crosstrainer ist Papa recht schnell aus der Puste. Ich sehe es ihm sofort an, wann ich mit meinen Übungen zu weit gehe. Eine bestimmte Ader an seinem Kopf tritt dann besonders hervor. Unsere „Sporteinheit" führen wir aber nie länger als fünfzehn Minuten durch. Danach ruht sich Papa meist aus. Mir wird bewusst, wie wichtig tägliche Gymnastik- und Konditionsübungen für ältere Menschen sind. Und wie schwer es ihnen fällt, diese zu machen. Papa hätte auch viel früher altersgerechte Übungen täglich machen sollen. Nur Gartenarbeit allein reicht für die Gesundheit im Alter wohl nicht aus.

3.12.2021 – 10.12.2021 (3. Krankenhausaufenthalt)

Am 03.12.2021 abends, mein Mann und ich sitzen gerade gemütlich am Kamin und lesen Bücher, ruft meine Mutter mich völlig aufgelöst und beunruhigt an und teilt mit, dass es meinem Papa sehr schlecht gehe. Er sehe verfärbt im Gesicht aus und sei nicht richtig ansprechbar, meint sie und will wissen, was sie machen soll. Da mein Vater Diabetiker ist, dachte sie, dass es am Zucker bei ihm liegt und gab ihm Cola und Dextrose.

Ich rate ihr, die „112" anzurufen. Gleichzeitig mache ich mich auch auf den Weg zu meinen Eltern. Die Ersthelfer sind schon vor Ort, als ich ankomme.

Mein Vater ist mittlerweile an den Ohren und im Gesicht blau angelaufen und kaum ansprechbar. Er hat sichtlich Atemnot. Die Augen hat er geöffnet, kann aber nichts sagen. Die Ersthelfer stülpen ihm eine Sauerstoffmaske über das Gesicht und versorgen ihn.

Ich sehe meinen Vater das erste Mal in meinem Leben so dermaßen hilflos. Er tut mir unendlich leid, weil er so sehr nach Luft ringt. Es sieht so panisch aus.

Nach einer Weile kommt der Notarzt mit einem weiteren Krankenhelfer. Meinem Vater geht es aufgrund der Erstversorgung schon ein wenig besser. Hinter der Maske, die der Arzt trägt, kann man sein Gesicht nicht genau sehen, aber er ist sehr jung und spricht mit bayrischem Akzent.

Als er das Schlafzimmer meiner Eltern betritt, vergewissert er sich, was gemacht worden ist. Dann wendet er sich meinem Vater zu und fragt ihn, ob er eine Patientenverfügung hat. Mein Vater kann wegen der Atemmaske nicht selbst antworten, nickt aber und guckt den Mann mit der Maske mit großen Augen an.

Meine Mutter und ich starren den jungen Arzt ebenfalls an. Wir stehen am Bett meines Papas und sind nicht in der Lage, etwas zu sagen, weil wir über diese Frage an erster Stelle und direkt an meinen Vater gerichtet so entsetzt sind. Warum fragt er nicht in Abwesenheit meines Vaters uns, schießt es mir durch den Kopf? Warum stellt er diese Frage an meinen Vater direkt?

Ich finde dies dermaßen pietätlos vom Arzt, dass ich bis heute kein Verständnis dafür aufbringen kann, auch wenn ich mittlerweile weiß, dass es Vorschrift ist, dass die Ärzte diese Frage als erstes den Patienten selbst stellen müssen. Ich hätte es vielleicht noch verstanden, wenn der Arzt meinen Vater begrüßt und ein paar Worte vorab mit ihm ausgetauscht hätte, aber diese Frage als erstes zu stellen, wenn man gerade erst den Raum betreten hat, verschlägt mir die Sprache und macht mich sogar ein wenig wütend auf den Arzt.

Meine Mutti und ich sollen anschließend besagte Patientenverfügung, Vorsorgevollmacht, Krankenkassenkarte und die Anschrift vom Hausarzt kopieren und dem Arzt übergeben.

Da mein Vater sehr ordentlich ist, finde ich die KK-Karte schnell in seinem Büro im Portemonnaie, und die Patientenverfügung und Vorsorgevollmacht sind im Notfallordner abgelegt. Kathrin hat dafür gesorgt, dass meine Eltern einen solchen Ordner haben, und ich bin ihr in diesem Moment unsagbar dankbar dafür.

Kathrin ist es auch gewesen, die SOS-Notfall-Aufkleber am Spiegel im Eingangsflur und am Kühlschrank angebracht hat, auf welchem darauf hingewiesen wird, dass es SOS-Info-Dosen im Kühlschrank gibt. Dieses sind kenntlich gemachte Dosen, worin sich z. B. der Medikamentenplan meiner Eltern befindet. Für meinen Vater als Diabetiker mit Herzschwäche und Parkinson konnte es durchaus einmal lebenswichtig sein, dass ein herbeieilender Arzt weiß, welche Medikamente er in welcher Dosis einzunehmen hat.

Ich habe bis dato immer diesen Aufkleber und die Dosen belächelt, da ich meine Schwester nicht nur für den Paparazzi der Familie halte, sondern auch ein wenig hypochondrisch veranlagt finde. Aber letztendlich muss ich eingestehen, dass diese Vorsichtsmaßnahmen hilfreich sind.

Der Arzt entscheidet, dass mein Vater wieder ins Krankenhaus muss. Auf unser Bitten hin, dass er dieses Mal doch bitte in ein anderes Krankenhaus verlegt werden soll, wird nur entgegnet, dass alle Krankenhäuser ja wohl gleich gut versorgen würden und dass man kein Wahlrecht hat.

Meinem Vater ging es mittlerweile besser und er bekommt mit, dass er wieder ins Krankenhaus muss. Er wird fast panisch und will partout nicht. Er schüttelt mit dem Kopf und macht Handbewegungen, dass er nicht möchte. Meine Mutti und ich reden meinem Vater gut zu, dass er ins Krankenhaus muss, da wir ihm zu Hause nicht helfen könnten und er zwingend Sauerstoff benötige.

Letztendlich willigt mein Papa ein. Er wird in eine Trage, die auch wärmend vor Unterkühlung schützt, gelegt und zum Rettungstransporter mit Blaulicht gebracht.

Meine Mutti und ich stehen traurig draußen und können die letzte Stunde so gar nicht fassen. Schon wieder muss Papa in dieses Krankenhaus. Bis heute habe ich noch Bilder von seinem blau angelaufenen Gesicht und seinen verängstigten Augen im Kopf. Die Bilder verblassen mehr und mehr, aber sie sind immer noch da.

Nachdem mein Vater einen Tag auf der Intensivstation liegt, wird er auf die Innere Station verlegt. Bei diesem Krankenhausaufenthalt wird die Dosierung der Wassertabletten und der Tabletten gegen Herz-Rhythmus-Störungen verändert und in den weiteren Tagen die Reaktion des Körpers darauf beobachtet. Wir dürfen Papa besuchen, immer abwechselnd und mit ausgestelltem Corona-Test. Während meiner Besuche versuche ich mit Papa immer eine kleine Runde über die Flure zu gehen. Es fällt ihm sichtlich schwer, so dass er nur nach wenigen Metern oftmals schon aus der Puste ist. Er genießt es trotzdem, sich zu bewegen bzw. einfach nur mal den Körper durchzustrecken und nicht immer nur zu liegen. Er ärgert sich über sich selbst, dass er so wenig mobil ist.

Kurz vor seiner Entlassung wird die Lunge meines Vaters geröntgt. Dann wird mein Vater wieder in die Häuslichkeit entlassen. Nach Rücksprache mit der Ärztin empfiehlt diese uns, dass mein Vater möglichst häufig die Beine hochlegen soll, um das Herz zu entlasten, dass er sich zu Hause aber gleichzeitig auch viel bewegen müsse und dass wir eine Pflegestufe für meinen Vater beantragen sollen. Des Weiteren bestätigt sie uns auch, dass die Wassereinlagerungen mit anschließender Atemnot wieder auftreten können.

10.12.2021 - 16.12.2021 (zu Hause)

Meinem Vater geht es bei der Entlassung sichtlich nicht gut: Er bekommt bis zum Schluss Sauerstoffzufuhr.

In unserer Familien-WhatsApp-Gruppe, bestehend aus Mutti, Kathrin, Tine und meiner Person tauschen wir uns regelmäßig über alles aus:

> 08.12.21, 18:28:21] Britta: Liebe Grüße von Papa. Er wird Freitag entlassen, obwohl er noch sehr hustet und sich die Sauerstoff-Stöpsel in die Nase steckt. Er ist sehr wackelig auf den Beinen. Wie er zu Hause genesen soll, ist mir schleierhaft. Küssi

Für zu Hause erhält er ebenfalls ein Sauerstoffgerät, das er 24 Stunden am Tag nutzen soll.

Das Gerät ist recht laut. Meine Mutti stellt es in den Flur und mein Vater hat eine Reichweite von ca. sieben Meter in alle Richtungen. Ein bisschen sieht er aus wie ein Hund an der Leine.

Er wirkt sehr schlapp, sitzt viel auf der Couch und schläft. Jedoch ist er froh, wieder zu Hause zu sein. Wir alle sind verunsichert. Papa geht es nicht gut. Er wirkt nervös und misst ständig seinen Sauerstoffgehalt im Blut, und wir wissen mit der Situation, dass er ständig an das Sauerstoffgerät angeschlossen ist, nicht richtig umzugehen. Wir sind medizinisch nicht vorgebildet, möchten gerne helfen, wissen aber nicht, wie.

Der Hausarzt kommt auch vorbei, wirkt aber ebenfalls nicht glücklich über die Situation, vor allem, weil mein Vater einen riesigen Bauch hat und eher einer Schwangeren im neunten Monat ähnelt als jemandem, der gerade aus dem Krankenhaus entlassen worden ist. Es ist ganz offensichtlich, dass mein Vater noch dermaßen viel Wasser im Leib hat. Dieses ist auch die Ursache dafür, dass er schlecht atmen kann und ständig müde ist.

Auch nach diesem dritten Krankenhausbesuch versuche ich mit meinem Papa sportliche Übungen zu machen. Ins Erdgeschoss des Hauses zum Crosser kann er aber zu dieser Zeit nicht mehr gehen, da es ihm nun schon unmöglich ist, Treppen zu steigen. Es verbleiben somit nur noch Übungen auf dem Sessel. Da ich sehe, wieviel Mühe ihn jede Bewegung kostet, lasse ich dies dann auch bleiben. Mein Vater schläft viel und das Sauerstoffgerät macht laute, rhythmische Ploppbewegungen, die irgendwie beunruhigend wirken, weil sie ständig daran erinnern, dass mein Vater ohne das Gerät nicht genug Luft bekommt. Wir bzw. mein Vater messen daher ständig die Sauerstoffsättigung im Blut.

Da mein Vater mittlerweile Hilfe auf der Toilette oder beim Duschen benötigt, baut Kathrin ihm einen Handgriff und einen klappbaren Duschstuhl im Bad an. Die gesamte obere Etage bei meinen Eltern wird mit Bewegungsmeldern ausgestattet, so dass Papa bei seinen nächtlichen Toilettengängen keinen Lichtschalter betätigen muss. Ich bin mal wieder beeindruckt von meiner Schwester. Ich hätte wahrscheinlich mit dem Anbringen des Duschstuhls noch gewartet bzw. überlegt, wie und wo ich diesen überhaupt anbringen soll. Kathrin greift sich die Bohrmaschine und setzt ihr Vorhaben um. Sie ist immer vorausschauend, auch wenn ich sie dabei manchmal zu übervorsichtig finde. Diese Eigenschaft, so geht es mir durch den Kopf, hat sie definitiv von Papa geerbt.

Meine in Paris lebende Schwester Tine kündigt ihren Besuch für den 17.12.2021 an, worüber mein Papa sich sehr freut, da sie aufgrund der weiteren Entfernung ja nicht so oft zu uns kommen kann.

Am 15.12.2021 fällt Papa das Sprechen sehr schwer. Es hört sich fast so an, als ob er gurgelt und gleichzeitig versucht zu sprechen. Er wirkt dermaßen schlapp, traurig und müde, dass sein Hausarzt entscheidet, dass mein Vater am 16.12.2021 zur Abklärung dieses Mal in das Krankenhaus West auf eine kardiologische Abteilung eingewiesen werden muss.

16.12.2021 – 05.01.2022 (4. Krankenhausaufenthalt, jetzt: im Klinikum West)

Nachdem meine Eltern stundenlang am 16.12.2021 trotz Überweisung des Hausarztes in der Notaufnahme verbringen, wird mein Vater in die Abteilung Gastroenterologie verlegt, und es wird sofort eine Punktion der Lunge durchgeführt, d. h., es wird erneut Wasser aus der Lunge entnommen.

Anschließend geht es meinem Vater besser und er bekommt wieder Luft.

Im Krankenhaus West besteht zu diesem Zeitpunkt Besuchsverbot. Da er an einem Donnerstag ins Krankenhaus aufgenommen wird, passiert bis zum darauffolgenden Montag – außer der Punktion – nichts.

Es gelten wieder strenge Corona-Regelungen, und es wird nur selten ein Besuch im Krankenaus erlaubt.

Am 18.12.2021, einem Samstag, wird mein Vater nach langem Bitten meiner Schwester Tine mit einem Rollstuhl in die Cafeteria des Krankenhauses gebracht, so dass meine Schwester und meine Mutter ihn dort besuchen können. Es gibt ein Foto von diesem Besuch, auf welchem man sieht, wie sehr sich mein Vater und meine Schwester über das Wiedersehen gefreut haben.

Täglich telefonieren wir mit Papa. Er ist traurig darüber, dass er im Krankenhaus ist und nicht zu Hause bei Mutti und Tine sein kann. Wir alle müssen ihn immer wieder aufs Neue motivieren, auch diesen Krankenhausaufenthalt zu akzeptieren, da nur auf einer kardiologischen Abteilung ihm längerfristig geholfen werden kann. Die letzten drei Krankenhausaufenthalte haben bewiesen, dass nur eine Wasserpunktion aus der Lunge keine Lösung ist. Er sieht dieses ein und fragt bei jedem Telefonat, wann er dann auf die kardiologische Abteilung kommt. Wir wissen es selbst nicht und sind enttäuscht darüber, dass er nicht schon am 16.12.2021 auf die kardiologische Abteilung verlegt worden ist. Wir kommen uns sehr hilflos vor. Papa wirkt von Tag zu Tag trauriger, frustrierter und hoffnungsloser.

Am 19.12.2021 ruft mein Vater gegen 19:13 Uhr zu Hause an. Man versteht ihn kaum, da er so gurgelnd und blubberig spricht. Er hört sich ängstlich und verstört an. Irgendwie verstehen meine Mutti und meine Schwestern dann am Telefon aber doch, dass er den Notknopf gedrückt hat, weil er keine Luft bekommt und niemand bisher erschienen ist.

Meine Mutti und meine Schwestern bleiben am Telefon und unterhalten sich die ganze Zeit mehr oder weniger mit meinem Vater, und meine Schwester Kathrin schneidet das gesamte Gespräch mit, da mein Vater den Hörer nicht auflegt. Meine Schwestern reden auf meinen Vater ein, dass er noch einmal den Notknopf drücken und ruhig bleiben soll und dass bestimmt gleich Hilfe kommt.

Nach ca. zehn Minuten kommt, den Geräuschen im Telefon nach zu urteilen, zunächst eine Schwester ins Zimmer rein, sieht wohl meines Vaters Zustand und alarmiert einen Arzt. Da auf der Station an diesem Sonntag kein Arzt Dienst hat, dauert es weitere zehn Minuten, bis ein Arzt aus der Notaufnahme zu meinem Vater kommt und sich ein Bild von der Situation machen kann. Meine Familie ist auch zu diesem Zeitpunkt noch immer am Telefon und hört alles mit. Der Arzt stellt schnell fest, dass mein Vater Wasser in der Lunge hat und diskutiert mit der Schwester, warum mein Vater heute keine Injektion erhalten habe, da es ja offensichtlich ist, dass er diese zu bekommen und auch die letzten Tage erhalten hat.

Des Weiteren hört man am Telefon, dass das Kopfteil des Krankenhausbettes hochgestellt wird. Der Arzt verweilt wohl noch ein wenig, bis meines Vaters Zustand sich stabilisiert hat und verabschiedet sich mit den Worten „Ich habe zu tun. Ich muss in die Notaufnahme zurück".

Uns ist bis heute nicht klar, warum die beiden Mitpatienten im Zimmer meinem Vater nicht geholfen haben und warum es nur einen Arzt in einem so großen Krankenhaus gibt, der von der Notaufnahme in die Gastroenterologie kommen muss. Ebenfalls können wir auch nicht nachvollziehen, warum mein Vater trotz eindeutiger Einweisung seines Hausarztes in die Kardiologie erst nach einer Woche dorthin verlegt wird.

[20.12.21, 13:12:10] Kathrin: Er klang vorhin ziemlich deprimiert. Ich hatte ihn nur ganz kurz am Telefon.

[20.12.21, 16:38:17] Tine: Wir waren dort. Habe mich auch extra testen lassen. Aber sie lassen uns ja jetzt nicht einmal mehr bis zum Pförtner rein. Am Telefon bekommt man von Papa nur sehr schwer Auskünfte. Auf der Station selbst war immer besetzt. Wir geben nicht auf.

[20.12.21, 16:41:42] Kathrin Das ist doch alles unmöglich. ☹

[20.12.21, 18:16:31] Kathrin: Ich habe gerade mit Papa telefoniert. Es ist heute gar nichts passiert. Er liegt noch auf der bisherigen Station, da in der anderen kein Bett frei ist, und ein Arzt hat sich den ganzen Tag nicht blicken lassen. Wurde er in diesem Krankenhaus überhaupt schon mal von einem Arzt untersucht?

[21.12.21, 12:54:04] Tine: Alles gut. Wir telefonieren mit Papa. Er hat ein EKG um. Langsam passiert was.

Sowohl Tine als auch meine Mutter versuchen mehrfach den Kardiologen meines Vaters zu erreichen und ihn dazu zu bewegen, dass er im Klinikum West ein gutes Wort für unseren Vater einlegt, aber dieser geht selbst gar nicht ans Telefon und lässt über die Schwester nur ausrichten, dass die Klinik nun für Papa zuständig sei und ein Hausarzt oder Kardiologe dort nicht anrufen dürfe.

Auch versucht meine Schwester Tine, meinen Vater besuchen zu können. Es gelten jedoch wieder verschärfte Besucherregelungen in Krankenhäusern aufgrund Corona. Es war nun überhaupt kein Besuch mehr erlaubt. Sie verweist darauf, dass sie aus Frankreich zu Besuch hier ist, meinen Vater vorläufig nicht wiedersehen wird und dass man sie bitte, wenigstens kurz, zu ihrem Papa lassen soll, gerne auch wieder in der Cafeteria. Es hilft alles nichts.

Tine darf meinen Vater nicht besuchen.

[22.12.21, 16:13:35] Tine: Als wir im Krankenhaus waren, durften wir ihn nicht sehen. Er war auch gerade in Behandlung. Offensichtlich tut sich jetzt mehr. Er hat den ganzen Vormittag am Tropf gelegen und wird jetzt an der Lunge punktiert. Nach seiner Auskunft ist wohl nicht nur die Lunge betroffen, sondern der gesamte große Kreislauf, was auch immer das heißen mag. Die positive Nachricht ist aber, dass er zwischen dem 24. und 2.1. jeden Tag von 14 bis 18 Uhr von jeweils einer Person, die zweimal geimpft ist und über einen tagesaktuellen Test verfügt, besucht werden kann.
Wir hatten ihn mehrmals am Telefon, aber das Gespräch wurde mehrmals unterbrochen. Wir haben nicht so richtig verstehen können, warum. Ob er dringend auf Toilette musste oder von der Schwester wegen der Behandlung ermahnt wurde. Als ich ihn zum Schluss dran hatte, hat er ganz merkwürdig gute Fahrt gewünscht und aufgelegt, als ob er vor lauter Emotionen nicht einmal mehr Tschüss sagen konnte. Das ist mir richtig auf den Magen geschlagen. Ach, alles ganz schön traurig. Aber versucht bitte, etwas positive Stimmung aufkommen zu lassen. Mutti kann diese ganze negative Energie nicht mehr aufnehmen. Den ganzen Tag kauen ihr Leute am Telefon das Ohr ab und reden nur noch über Tod und Krankheit. Geht ja gar nicht.

Am 23.12.2021 erreiche ich dann eine Ärztin …

Sie stellt sich als nun zuständige Kardiologin meines Papas vor und erläutert, dass Papa heute Mittag von der Gastroenterologie auf die kardiologische Abteilung verlegt worden ist. Gleichzeitig teilt sie mit, dass er in keinem guten Zustand wäre. Ich erzähle ihr, dass wir meinen Vater gestern telefonisch nicht erreichen konnten, was vielleicht an seinem nicht aufgeladenen Handy liegt und dass wir dadurch so gar nicht wissen, wie es ihm geht.

Sie erlaubt uns, Papa über die Feiertage besuchen zu dürfen.

[23.12.21, 14:14:37] Britta: Ich habe gerade mit Papas Ärztin gesprochen.
Er wurde heute auf die Kardiologische Abteilung (doch schon ⊛) verlegt. Das ist dann Station III. Zimmer steht noch nicht fest (Telefon Schwesternzimmer:).
Papa hat sich wegen des Wassers in der Lunge am Sonntag wieder eine Lungenentzündung eingefangen. Er erhält Antibiotikum. Er hatte heute früh Fieber, schläft sehr viel.
Auf der Kardiologie wollen sie dann gucken, ob eine OP möglich ist.
Sein Telefon ist zum Aufladen neben ihm, meinte die Ärztin. Aber aufgrund des Fiebers ist er wohl gerade zu schwach, ranzugehen.
Wir können ihn besuchen. Jeden Tag ein oder zwei von uns für eine Stunde. Wir dürfen in sein Zimmer. Wir möchten aber der Schwester vorher Bescheid geben, damit nicht so viele Besucher im Zimmer gleichzeitig sind. Außerdem sollten wir vorher einen Testtermin abstimmen.

[23.12.21, 15:03:12] Tine: Ach, Papa, das hat ihm ja nun gerade noch gefehlt. Alles auf einmal. Ich freue mich, dass ihr ihn ab morgen besuchen dürft. Das gibt ihm bestimmt wieder Auftrieb.

Per WhatsApp tauschen meine Mutter, Kathrin und ich uns darüber aus, wer ihn wann besucht und buchen online schon Termine im Corona-Testzentrum der Klinik.

Kurz vor 18 Uhr ruft mich die Kardiologin Frau Dr. Neumann noch einmal an und teilt mir mit, dass es meinem Vater so sehr schlecht geht, dass sie nicht genau wissen, ob mein Vater die Nacht überstehe. Ich bin sprachlos.

Das ging jetzt alles so schnell. Erst die Mitteilung von der Verlegung und darüber, dass mein Vater eine schwere Lungenentzündung hat. Und jetzt die Mitteilung, dass es meinem Papa so schlecht geht, dass er vielleicht sogar sterben könnte? „Von einer Lungenentzündung?" schießt es mir durch den Kopf. „Die, die er wahrscheinlich bekommen hat, weil am Sonntag die Krankenschwester nicht wusste, dass er eine Injektion bekommen muss und der Notarzt erst nach zwanzig Minuten kam?" Er hatte bereits bei seinem zweiten Krankenhausaufenthalt vom Liegen eine Lungenentzündung bekommen, aber da war es nicht so ernst.

Frau Dr. Neumann ist sehr einfühlend mit Worten. Sie beschreibt den derzeitigen Gesundheitszustand meines Vaters. Er ist ansprechbar, hat aber Fieber und ist sehr geschwächt. Anschließend meint sie, dass sie, wenn es ihr Vater wäre, ihn heute noch besuchen würde. Ich weise sie darauf hin, dass wir bisher nie ins Krankenhaus durften und dass wir selbstverständlich gerne vorbeikommen wollen, aber heute Abend keine offiziell ausgestellten Corona-Tests mehr erhalten können, dass wir aber zu Hause selbst Schnelltests machen würden. Sie meint daraufhin, dass sie beim Pförtner unten Bescheid gibt und dass meine Mutti, meine Schwester Kathrin und ich noch heue Abend meinen Vater besuchen dürfen.

Ich fahre los, um meine Mutti von zu Hause abzuholen. Auf dem Weg dahin geht mir immer wieder durch den Kopf, was die Ärztin gesagt hat. Ich weine und zittere beim Autofahren. Die Nachricht hat mich so sehr erschreckt. Wir treffen gegen 19 Uhr im Klinikum West ein. Es ist alles ganz ruhig und menschenleer im Eingangsbereich. Der Pförtner weiß Bescheid und winkt uns gleich durch. Ich gebe noch kurz bei ihm Bescheid, dass meine Schwester aus Berlin in ca. einer Stunde auch da sein wird.

Meine Mutti und ich betreten die Station und werden von einer Schwester zu dem Zimmer, in welchem mein Vater liegt, hinbegleitet.

Mein Vater liegt in einem kleinen Raum, in dem gedämpftes Licht angeschaltet ist. Er hat die Augen geschlossen, hat Schläuche in der Nase stecken, über die er Sauerstoff erhält. Er sieht blass aus, aber entspannt. Er atmet recht schnell und tief, wie ich beobachte. Meine Mutti und ich sprechen ihn an, aber er reagiert nicht. Wir setzen uns zu ihm aufs Bett und streicheln ihn. Keine Reaktion. Wir weinen und kuscheln uns an Papas Körper. Wir möchten so gerne, dass Papa sieht, dass wir da sind.

Eine Ärztin kommt herein und stellt sich uns kurz vor. Frau Dr. Schmidt ist zierlich, hat schulterlanges, blondes Haar und ist zwischen 30 und 40 Jahre alt. Da sie eine Maske trägt, kann man es nicht so genau sagen. Sie teilt uns mit, wie ernst es um Papa steht und dass er wahrscheinlich sterben wird. Auf unsere Frage, wie sie darauf kommt, meint sie, dass man das an der Gesichtsfarbe meines Vaters erkennen kann. Er ist gräulich blass um den Mund und Nasenbereich. Sie redet vom Todesdreieck. Ich gucke meinen Vater an und denke im ersten Moment: „Er ist nicht rasiert. Deswegen sieht er gräulich aus." Außerdem ist er kaum noch ansprechbar und reagiert wenig, führt sie weiter aus. Die Ärztin klopft bei Papa auf den Brustkorb, um einen Reiz bei ihm auszulösen, von welchem er wach werden solle. Auch darauf reagiert mein Vater kaum.

Sie teilt uns weiterhin mit, dass sie Papa helfen könnte und ihn mit einer Infusion überleiten könnte, so dass er langsam einschlafen würde. Das würde nicht sofort sein, sondern ein paar Stunden dauern.

Papa hätte ja eine Patientenverfügung, und da könne man das so machen.

Zuerst verstehen meine Mutti und ich gar nicht so schnell, was sie mit ihren Bemerkungen meint. Als wir nachfragen, erläutert sie dann unmissverständlich, dass er nicht leiden müsste und sie ihm das Sterben vereinfachen könnte. Meine Mutti und ich weinen, wir hätten gerne, dass mein Papa wach ist, aber er reagiert auf unsere Streicheleinheiten überhaupt nicht. Meine Mutti erklärt der Ärztin, dass wir alle nicht möchten, dass mein Papa sich quält oder Schmerzen hat, dass er bereits das vierte Mal im Krankenhaus ist und dass wir wissen, wie krank er ist und wir auf gar keinen Fall möchten, dass er lange leidet. Wir sind schon fast im Begriff, Frau Dr. Schmidt zuzustimmen. Meine Mutti meint noch, dass er ja dann voraussichtlich am 24.12. sterben würde und dass das ja genau Heiligabend wäre. Daraufhin meint Frau Dr. Schmidt, dass jeden Tag Menschen sterben.

Wir sollen uns alles gut überlegen und ihr Bescheid geben. Anschließend bittet sie noch eine Krankenschwester, einen Corona-Test bei meinem Vater vorzunehmen, da sie wissen müsste, ob mein Vater Corona hat. Darüber sind meine Mutter und ich dermaßen irritiert, dass es uns die Sprache verschlägt. Sie hat uns gerade angeboten, meinen Vater „einzuschläfern" und möchte aber vorab einen Corona-Test machen? Wozu bitte schön das denn noch? Die Ärztin geht aus dem Zimmer. Danach kommt meine Schwester Kathrin aus Berlin angehetzt und wir erzählen ihr von dem Gespräch mit Frau Dr. Schmidt.

Auch Kathrin weint, ist fassungslos, weil jetzt alles so schnell geht und wir alle drei stehen ratlos allein im Zimmer neben Papas Bett.

Die Schwester kommt herein mit ihrem Wattestäbchen und piekt meinem Vater damit in die Nase. Ich weiß nicht, ob sie es in diesem Moment zu tief reingesteckt hat oder was genau der Auslöser war, jedenfalls wacht mein Vater tatsächlich in diesem Moment erschrocken mit weit aufgerissenen Augen auf.

Meine Mutter, meine Schwester und ich starren meinen Papa an. Er guckt uns ebenfalls an und fragt erstaunt, warum wir alle hier seien und ob er jetzt endlich Besuch haben dürfte.

Wir freuen uns so sehr in diesem Moment, sind aber auch irgendwie verwirrt und fassungslos. Es ist ca. 20:45 Uhr und wir reden mit meinem Vater über alles Mögliche. Wir teilen ihm mit, dass er endlich auf der Kardiologie ist und dass wir ihn jetzt täglich besuchen dürften. Wir sagen ihm auch, dass er eine Lungenentzündung hat und dass wir uns Sorgen gemacht haben, weil er gestern und heute telefonisch nicht erreichbar war.

Wir stellen telefonisch eine Verbindung zu Tine nach Paris her und sie, ihr Mann und ihre zwei Söhne sprechen mit Papa. Er redet leise und schwach, ist aber geistig voll da. Auch die Familie von Kathrin schaltet sich per Telefon hinzu und erzählt mit unserem Vater. Kathrin macht wieder Fotos und Videos, was ich als nicht so schön von ihr empfinde, aber sie ist halt unser Paparazzi.

Ich selbst mag meine Familie telefonisch nicht hinzuziehen, weil ich die ganze Situation so traurig finde und mir auch nicht sicher bin, ob das so gut ist für unsere Töchter.

Mein Vater ist fast zwei Stunden wach und wir erzählen mit ihm. Er unterzeichnet sogar noch zwei Überweisungen für sein Mietshauskonto, da wir keine Kontovollmacht haben und die Zahlungen dringend erfolgen müssen.

Wir stellen fest, dass sich mein Vater eigentlich gerade gar nicht in einem typischen Patientenzimmer befindet. Es sind lediglich ein Tisch und ein Stuhl im Zimmer, dafür kein Schrank und keine Toilette oder Bad vorhanden. Das Zimmer wirkt kühl und unfreundlich. Papas Kleidung und seine sonstigen persönlichen Sachen hat jemand in seine Reisetasche und in Müllbeutel hineingetan.

Vergeblich gehe ich ca. fünf- bis siebenmal vor die Tür und versuche eine Schwester oder die Ärztin ausfindig zu machen. Ich gehe sogar bis zum Pförtner runter, treffe im Krankenhaus um diese Uhrzeit jedoch niemanden an. Gut, es ist mittlerweile 22:00 Uhr und der 23.12., aber so gar keinen Menschen auf den Fluren zu sehen, ist schon eigenartig. Es ist so leise im Krankenhaus. Überall auf den Fluren stehen leere, mit Folie bedeckte Betten herum. Es wirkt fast gespenstisch. Endlich kommt die Schwester, die den Corona-Test gemacht hat, vorbei und teilt mit, dass der Test bei meinem Vater negativ ausfiel. Wir erzählen ihr, dass unser Vater wach ist und dass sie bitte schnellstens Frau Dr. Schmidt darüber informieren möchte.

Gegen 23:00 Uhr kommt Frau Dr. Schmidt zu uns ins Zimmer und wir erzählen ihr aufgeregt und freudig von den letzten zwei Stunden. Mein Vater ist mittlerweile wieder eingeschlafen.

Frau Dr. Schmidt bittet einen von uns, auf ein Gespräch mit ihr „unter vier Augen" in den Flur zu kommen. Wir entscheiden, dass Kathrin mit ihr redet. Im Flur erklärt sie meiner Schwester, dass die Reaktion meines Papas „das letzte Aufblühen vor dem Tod" wäre und wir das nicht überbewerten sollten. Meine Schwester ist darüber verärgert und führt an, dass wir alle den Eindruck hatten, dass mein Papa leben will und ob man ihm nicht noch helfen könnte.

Wir erreichen, dass wir Sonderbesuchszeiten bekommen, vormittags und nachmittags vom 24. bis 26.12.2021.

Wir verlassen das Krankenhaus und fahren nach Hause. Kathrin schläft bei meiner Mutti, da sie Papa morgen früh gleich besuchen will.

Ich fahre zu mir nach Hause. Eigentlich weiß ich gar nicht, wie ich nach Bad Doberan gekommen bin, so abwesend fahre ich Auto, da ich mich wie im Schockzustand fühle. Ich lasse immer und immer wieder die letzten Stunden Revue passieren und versuche zu verstehen, was passiert ist. Ich bin so erleichtert, dass Papa lebt und wir ihn sehen konnten.

Es ist kurz vor Mitternacht. Mein Mann, Alina, Ricky und ihr Freund sitzen noch im Wohnzimmer und haben auf mich gewartet. Ich erzähle, was sich im Krankenhaus zugetragen hat, und alle sind sprachlos.

War alles normal, was vorgefallen ist? Ich komme mir vor, als ob ich in einer Blase bin, die nicht knallen will. Das konnte nicht real gewesen sein. War dies alles ein schlechter Traum?

Was wäre gewesen, wenn wir Frau Dr. Schmidts Vorschlag zugestimmt hätten? Sollte mein Vater in diesem unpersönlichen Zimmer sterben?

Wir haben den 24.12.2021, Heiligabend, und mein Papa lebt noch.

[24.12.21, 10:22:38] Tine: Habt ihr Neuigkeiten von Opa?
Küsse ihn ganz lieb von uns allen. Karli macht sich auch große Sorgen. Wir denken ganz lieb an ihn.

[24.12.21, 10:23:44] Britta: Kathrin, darf ich heute Nachmittag ins Krankenhaus oder lieber morgen früh? Was sagt denn die Ärztin oder sieht man wieder keinen?

Meine Schwester bleibt fast zwei Stunden bei meinem Vater. Sie gibt ihm Mittagessen, was mein Vater auch zu sich nimmt. Nachmittags besucht meine Mutti Papa.

> [24.12.21, 10:24:18] Kathrin: Ich habe noch keine Ärztin gesehen.
> [24.12.21, 11:02:12] Kathrin: Blutdruck 85 zu 42, Temperatur 39 Grad, Papa hat heute auch eine heiße Stirn, die er gestern nicht hatte.
> [24.12.21, 11:04:43] Kathrin: Ja, er ist wach und reagiert, und dann nickt er auch wieder ein und wacht auch wieder allein auf.

> 24.12.21, 14:29:46] Mutti: Papa liegt jetzt in einem anderen Zimmer und er hat ein Gerät im Mund, durch das er etwas einatmet. Er ist munter und isst das Obst, welches ich mitgebracht habe. Ein bisschen Weihnachtsdeko habe ich hingestellt. Hoffentlich lassen sie es stehen. Ich soll euch von ihm grüßen.

Wir freuen uns alle so sehr und können sogar am 24.12. zusammen noch sowas wie Weihnachtsstimmung aufkommen lassen.

Am 25.12.2021 morgens weihe ich meinen Mann noch in meine Kochkünste ein. An die jährliche, traditionelle Weihnachtsgans müssen viele Backpflaumen ran. Zwei fette Gänse à sechs kg zuzubereiten ist nicht ganz einfach.

Ich fahre zu meinem Papa ins Krankenhaus und freue mich, ihn einigermaßen putzmunter zu sehen. Sein Fieber ist weg und seine Lunge soll laut Krankenschwester wieder frei sein. Sein Blutdruck beträgt 119/68.

> [25.12.21, 10:48:15] Tine: Ach, ich hatte vorhin versucht, anzurufen. Würde es jetzt gehen oder ist er zu schwach? Ich freue mich ja so, dass er ein Kämpfer ist.

Ich helfe meinem Papa beim Mittagessen. Er verputzt fast alles, und ich freue mich sehr darüber. Ich rasiere ihn und putze ihm die Zähne, wobei ich feststelle, dass seine Zahnbürste beim Verlegen am 23.12.2021 wohl abhandengekommen ist. Ich finde eine noch verpackte Zahnbürste auf einem Beistellwagen, packe sie aus und benutze sie. Mein Vater hat noch die echten Zähne, was ich wirklich bewundernswert finde für sein stolzes Alter von 84 Jahren. Papa ist natürlich traurig darüber, dass er nicht bei uns sein kann.

Total happy fahre ich nach diesem Besuch zu mir nach Hause. Meine Mutti, meine Schwester aus Berlin und Familie sind zum gemeinsamen Gänsebratenessen gekommen, und wir können den Braten genießen. Mein Mann hat alles super hinbekommen, und wir sind alle so erleichtert und froh, dass man es mit Worten nicht ausdrücken kann.

Am Nachmittag besuchen Kathrin und mein Neffe Jan meinen Vater. Er inhaliert gerade, als sie ins Zimmer kommen, sein Blutdruck beträgt 118 zu 60, Temperatur 36,8 Grad, Blutzucker 11,6, und er ist gut drauf.

Am 26.12.2021 vormittags besucht Kathrin wieder meinen Vater. Wie immer lässt der Paparazzi nichts aus und fotografiert meinen Vater beim Inhalieren und beim Essen. Meine Schwester beliest sich über die Infusionen, die mein Vater erhält und fotografiert für uns sogar den Essenplan ab. Ganz so gut heißen tue ich das nicht, aber man sieht, dass es unserem Papa bessergeht, und dann freut man sich natürlich auch über diese Fotos.

> [26.12.21, 10:16:24] Tine: Es geht aufwärts. Schön, wie ihr euch um ihn kümmert. Grüßt ganz lieb!

Einen Arzt treffen wir weder am 24.12. noch am 25.12. oder 26.12.2021. Wir können seit dem 24.12.2021 bisher vormittags und nachmittags zu meinem Vater. Wir müssen natürlich stets aktuelle Tests vorlegen. Manchmal stehen wir in der klirrenden Kälte eine Stunde an und frieren dabei sehr. Nach dem Test müssen wir dann eine weitere Viertelstunde draußen verharren, weil wir auf das Ergebnis warten müssen, welches uns elektronisch aufs Handy gesendet wird. Auch müssen wir auf die Öffnungszeiten der Testzentren achten. Nicht jedes Zentrum hat ganztägig geöffnet. So passiert es auch, dass wir verschiedene Testzentren anlaufen müssen, um den ersehnten Nachweis fürs Krankenhaus zu erhalten. Alles dreht sich mit einem Mal darum, woher man einen tagesaktuellen Test bekommt. Es stresst uns, aber wir machen es gerne für Papa.

Ich selbst bin nicht geimpft, habe aber einen Genesenenstatus vom September, und dieser wird noch akzeptiert. Hätte ich den nicht gehabt, hätte ich als Ungeimpfte meinen Vater gar nicht besuchen dürfen.

Papa geht es ab dem 26.12.2021 mittlerweile so gut, dass er uns morgens 5:30 Uhr aus dem Bett klingelt und in Plauderlaune ist. Bei ihm wurde schließlich gerade das Zimmer gereinigt und er ist somit also wach. Sein Handyguthaben ist nach wie vor alle drei Tage verbraucht und meine Schwester und ich wechseln uns ab mit dem Online-Aufladen. Wir taufen das Handy auf den Namen „Fresshandy" und ich freue mich, dass die Wertsteigerung meiner Telekom-Aktie wahrscheinlich auf mich selbst zurückzuführen ist.

Am Nachmittag besuche ich Papa und wir spielen zwei Partien Mühle, wovon jeder eine gewinnt. Papa ist eigentlich ganz gut drauf. Er liegt nach wie vor in einem Einzelzimmer, Muttis Weihnachtsdeko leuchtet, die Schwestern sind immer sehr nett und hilfsbereit und ich empfinde die Besuche im Krankenhaus deswegen als nicht so schlimm. Den strengen Geruch von Reinigungs- und Desinfektionsmitteln habe ich trotzdem in der Nase.

Am 27.12.2021 erreicht meine Mutti einen Arzt auf der Station, welcher sie über den derzeitigen Gesundheitszustand von Papa aufklärt.

> [27.12.21, 14:06:23] Mutti: Ein Arzt hat mit mir gesprochen. Beide Herzklappen sind nicht in Ordnung. Die eine hat Keime und die andere schließt nicht. Papa braucht noch eine ganze Zeit, bis er stabil genug ist für eine OP. Irgendwo sind noch Keime, ich hätte mitschreiben müssen. Auf jeden Fall geben Sie sich Mühe, um ihn für eine OP vorzubereiten. Es wird aber dauern, bis es soweit ist. Kathrin, willst du morgen zu Papa? Falls es dir nicht passt, gehe ich sonst noch mal hin. LG

Die Tage zwischen Weihnachten und Neujahr erreichen wir eine Dame vom Sozialdienst des Klinikums, die meinen Papa bezüglich der Einstufung einer Pflegestufe begutachten will.

Ab dem 28.12.2021 dürfen wir nur noch einmal am Tag, nachmittags, unseren Papa besuchen. Wir wechseln uns immer ab.

Am 29.12.2021 besuchen Alina und ich nachmittags meinen Vater, und er wirkt niedergeschlagen. Ich erreiche eine Ärztin und befrage sie, warum es meinem Vater mit einem Mal mental nicht so gut ginge. Sie meint, dass es daran liegen könnte, dass er keinen Sauerstoff mehr erhält und dass die Wassertabletten zu gut anschlagen, so dass er derzeit mehr Wasser ausscheide, als er zu sich nimmt. Sie schätzt seinen Zustand aber als stabil und gut ein.

Papa will, dass wir einen Schreibblock mitbringen, auf welchem er Bankkonten notiert, für die wir eine Vollmacht besorgen sollen. Ich spüre förmlich, dass Papa hier im Krankenhaus viel Zeit mit Grübeln über seine derzeitige Situation verbringt. Das beunruhigt mich irgendwie.

Am 28. und 29.12. ist deutlich zu merken, dass keine Feiertage mehr sind. Schwestern und Ärzte wirbeln herum und es kommt ständig jemand herein, um irgendetwas zu kontrollieren. Mein Vater hat jetzt auch endlich mal ein paar Untersuchungen.

Am 30.12.2021 ist mein Vater plötzlich richtig melancholisch und teilnahmslos. Auch geistig macht er keinen guten Eindruck. Es ist schwierig, ihn am Telefon oder beim Besuch zu motivieren. Er wirkt echt niedergeschlagen und fragt immer wieder nach, wann er denn operiert werden würde am Herzen. Wir können ihn jedes Mal nur vertrösten und sagen, dass wir es auch nicht wissen, er aber wahrscheinlich für eine OP zu schwach ist und erst wieder richtig genesen muss. Wir nehmen sein Lieblingsobst mit ins Krankenhaus, selbst gemachte Smoothies, spielen Memory und Mühle mit ihm und lösen Kreuzworträtsel. Seit vierzehn Tagen liegt er ununterbrochen im Bett und ist nicht mobil.

Am 31.12.2021 will Kathrin eigentlich meinen Vater besuchen, aber ihr Corona-Test fällt positiv aus. Da mein Vater die letzten Tage mental so angeschlagen wirkt und am Telefon auch immer gefragt hat, ob ihn jemand besucht, wollen wir ihn unbedingt auch an diesem Tag besuchen. Es ist bereits nachmittags, und alle Testzentren haben geschlossen.

Irgendwie schaffe ich es dann doch noch, in einem Hotel einen Test zu ergattern und fahre zu meinem Vater. Es ist Silvester. Mein Vater ist traurig. Er sagt oft, dass es so langweilig im Krankenhaus ist und dass man gar nichts machen könne.

Zur Langeweile kommt erschwerend hinzu, dass wir zu unserem Ärger den Fernseher bei meinem Vater auch nicht richtig eingestellt bekommen, weil wir nicht wissen, dass wir diesen aus der Halterung von der Wand in den Beistellwagen stecken müssen. Da mein Vater ja meistens irgendwie verkabelt und am Katheter angeschlossen ist, kann er sich selbst auch gar nicht bewegen. Alles tut ihm weh. Er kann nicht einmal hinter sich greifen, um an die Steckdose zum Aufladen des Handys oder Hörgerätes zu gelangen.

Beides stellt sich bald als problematisch heraus, denn ohne aufgeladenes Handy können wir mit Papa nicht telefonieren, und ohne aufgeladene Hörgeräte versteht er am Telefon oder im Krankenhaus sehr wenig. Es ist wirklich nicht einfach mit ihm. Eine Schwester bitten, das Handy oder die Hörgeräte aufzuladen, mag er auch nicht. Sie hätten es mit Sicherheit gemacht, denn sie wirken alle sehr freundlich und aufgeschlossen. Mein Papa ist einfach auch zu schüchtern, Schwestern und Ärzten Fragen zu stellen. So bekommen wir von meinem Vater kaum Aussagen von z. B. der Visite und müssen immer selbst versuchen, einen Arzt telefonisch zu kontaktieren.

Auch lesen mag er nicht, da er für das Halten eines Buches zu schlapp ist. Die Tageszeitung liest er, Radio hört er auch, so dass man sich zumindest über die aktuellen Themen in der Welt mit ihm austauschen kann.

Jeden Tag fragt er nach dem OP-Termin und wann er aus dem Krankenhaus könne. Wir sind schon richtig verzweifelt, weil wir ohne Absprache mit den Ärzten eine OP und kurzfristige Entlassung aus dem Krankenhaus für so gar nicht realisierbar halten.

Es wird immer schwieriger, meinen Papa zu motivieren.

Meine Schwester hat wegen ihres positiven Corona-Testergebnisses und weil sie einen Tag zuvor bei meinem Vater war, ein schlechtes Gewissen, ruft im Krankenhaus an und bittet die Schwester, auch meinen Vater noch einmal testen zu lassen. Er ist negativ, worüber wir alle erleichtert sind.

Tine ist auch hilflos. Sie kann aus der Ferne am wenigsten machen und fühlt sich nicht gut dabei.

[31.12.21, 15:30:26] Tine: Ach, wann hört das endlich mit dieser Pandemie auf??? Das ist zu nervenzehrend. Ly war gestern auch ganz verzweifelt, weil Lou-Anne positiv getestet worden ist und nun ganz allein in ihrer Pariser Wohnung bleibt. Als Kontaktpersonen verschanzen sie sich jetzt auch und können nicht mit uns Silvester feiern. Wir müssen jetzt auch wieder auf der Straße den Mundschutz tragen. Der nächste Lockdown wird wohl bald kommen. Arnaud hat wieder mindestens vier Tage Homeoffice pro Woche …

Pünktlich zum Jahresanfang ist wieder völliges Besuchsverbot im Krankenhaus angesagt. Wir mögen meinem Papa dies am Telefon gar nicht mitteilen. Er hört schlecht ohne seine Hörgeräte, und es ist so schwer mit ihm zu telefonieren. Wir versuchen immer wieder, ihn zu erreichen, aber entweder hört er das Klingeln nicht oder das Handy ist mal wieder nicht aufgeladen.

Am 03.01.2021 ruft mich Frau Dr. Neumann an und will mich über den Krankheitsverlauf von Papa unterrichten. Sie bietet an, dass ich selbst ins Krankenhaus kommen könne, dass ich meinen Vater dann auch – trotz Besuchsverbots – sehen würde und dass sie dem Pförtner unten Bescheid gebe, dass er mich ins Krankenhaus hineinlässt. Einen negativen Corona-Test hätte ich vorab natürlich noch zu besorgen.

Ich lerne Frau Dr. Neumann kennen und finde sie sofort sympathisch. Sie ist quirlig und schlank, trägt kurzes Haar und sieht sehr nett aus.

Mit einfachen Worten erklärt sie mir, wie das Herz und die Herzklappen meines Vaters gegenwärtig arbeiten bzw. nicht arbeiten und warum sich das Wasser immer wieder erneut bei ihm im Körper bildet. Aufgrund der jahrelangen Herzmuskelerkrankung ist das Herz gewachsen, die vier Herzklappen jedoch nicht. Dadurch ist das Herz mit den Klappen einem Schwamm vergleichbar. Die Klappen können sich nicht mehr richtig öffnen und schließen und die Pumpleistung lässt nach, so dass sauerstoffreiches Blut vom Herzen nicht mehr richtig weggepumpt werden kann, sondern wieder zum Herzen zurückfließt. Es kommt zu einem Rückstau in der Lunge, was wiederum zu Wasseransammlungen im Körper, vor allem in der Lunge, führt. Deshalb hustet mein Vater auch immer so stark. Ich frage sie, was während dieses Krankenhausaufenthaltes denn anders gemacht worden ist als bei den anderen drei Aufenthalten. Sie meint, dass sie meinen Vater „ausgetrocknet hat wie eine Rosine" und dass sie garantiere, dass er kein Wasser mehr im Körper hat. Sie hofft, dass sein Körper mit den Wassertabletten, die nun höher dosiert sind, besser zurechtkommt und sich nicht wieder neu Wasser bildet. Wenn ja, dann soll ich mit meinem Papa sofort ins Klinikum Ost fahren. Auf meine Frage, was wir zu Hause beachten müssen, empfiehlt sie, dass wir Papa jeden Morgen wiegen sollen. Sobald er innerhalb kurzer Zeit an Gewicht zunimmt, liegt es nicht am Essen, sondern es liegt wieder an Wassereinlagerungen. Ich soll an seinen Fesseln regelmäßig eine Daumenprobe machen, um festzustellen, ob sich Wasser eingelagert hat. Bleibt nach dem Drücken eine Delle, hat sich wieder Wasser angestaut.

Sie erlebt den Krankheitsverlauf meines Vaters in den letzten Tagen doch recht positiv. Er habe auf die Medikamente gut reagiert und macht ihrer Ansicht nach einen stabilen Eindruck. Sie hofft, dass das „Austrocknen" nun länger anhält.

Ich bedanke mich herzlichst bei ihr und überlege kurz, ob ich ihr von Frau Dr. Schmidt (wir nennen sie seit dem 23.12.2021 in der Familie eigentlich nur noch Frau Dr. Schnelltod) erzählen sollte, lasse es aber dann sein, da wir mit der Versorgung unseres Vaters in der Kardiologie sehr zufrieden waren. Ich überreiche einer Schwester noch eine Packung Merci und einen Obolus und hoffe, dass sie es mit den anderen Pflegern teilt.

In den Tagen, an denen wir fast täglich meinen Vater besuchen dürfen, haben wir einige Schwestern und Pfleger kennengelernt und waren angenehm überrascht. Alle waren sehr nett und zuvorkommend.

Bei Frau Dr. Neumann spürt man, wie wichtig ihr die Patienten sind und dass sie ihre Arbeit mit Herzblut macht. Ich bin ihr so dankbar dafür, dass sie uns am 23.12.2021 abends ermöglicht hat, unseren Papa zu besuchen. Wer weiß, wie sonst die Nacht für meinen Papa verlaufen wäre. Auch dass sie uns angerufen hat und nicht umgekehrt, finde ich gut und zeigt mir, wie sehr sie Einfühlungsvermögen hat und auch an die Angehörigen denkt.

Mit ihrer quirligen, sympathischen Art hat sie mir meines Vaters Herzkrankheit besser erklärt als jemals ein Arzt zuvor. Ihre Worte sind verständlich. Man traut sich bei ihr, Fragen zu stellen und fühlt sich endlich einmal nicht wie ein dummes Schulkind, welches nicht gleich beim ersten Mal alles verstanden hat. Sie verwendet kaum Fachbegriffe, sondern findet Worte, die auch ein Laie verstehen kann.

Auf meine Frage hin, warum er nicht im Klinikum West operiert werden könnte, meint sie, dass für die Operation von Herzklappen das Klinikum Ost besser aufgestellt ist. Sie wolle dies alles auch im Krankenhaus-Entlassungsbericht notieren, so dass bei erforderlicher Überweisung ins Klinikum Ost der dort zuständige Arzt Bescheid weiß. Sie empfiehlt, wenn eine OP erforderlich wird, das sog. Clip-Verfahren durchzuführen. Hierbei wird mittels Katheter über eine Vene von der Leistengegend bis zum Herzen ein Clip eingeschoben, welcher die undichte Herzklappe schließt. Ich solle mir eine Wäscheklammer vorstellen, die etwas zusammenhält.

Ich verstehe im Groben, was sie meint und denke wieder einmal, warum die Ärzte das bei meinem Vater nicht hätten früher machen können. Wollte er es selbst nicht oder hat sein Kardiologe ihn nie auf die verschiedenen Möglichkeiten hingewiesen? Meines Vaters Herzmuskelerkrankung war jahrelang bekannt. Er hat sich diese mit ca. 40 Jahren nach einer schweren, verschleppten Grippe zugezogen.

Seitdem nimmt er regelmäßig Digitoxin zu sich und ist in ständiger ärztlicher Behandlung bei einem Kardiologen.

Ich besuche nach dem Gespräch mit der Ärztin meinen Vater, der gerade mit dem Rollstuhl von einem Pfleger nach einer Untersuchung wieder zurück in sein Zimmer gefahren wird, und er freut sich sehr, mich zu sehen, auch, weil er von der Ärztin erfahren hat, dass er übermorgen entlassen wird. Ich habe Papa seit drei Tagen nicht gesehen und kämpfe mit den Tränen, als ich ihn im Rollstuhl sitzend sehe.

Ich berichte Papa davon, dass er zwar übermorgen das Krankenhaus verlassen darf, jedoch keine OP geplant ist. Meinem Vater ist dies zunächst egal. Er möchte einfach nur nach Hause.

05.01.2022 – 09.02.2022 (endlich wieder zu Hause)

Am 05.01.2022 sitzt Papa nach dem Frühstück mit Hut und Mantel ☺ auf dem Krankenhausbett und wartet auf seine Entlassung. Fast jede Stunde ruft er mich an und fragt, wann er vom Krankentransport abgeholt wird. Ich bin auf Arbeit und versuche meinem Vater klarzumachen, dass ich das nicht weiß. Er soll eine Schwester mal nach der Ursache fragen, warum sich die Entlassung verspätet. Außerdem kann man den Krankentransport vielleicht auch nicht immer genau planen, weil so viele andere Dinge dazwischenkommen. Mein Vater ist ungeduldig, vielleicht auch, weil er Angst hat, noch länger im Krankenhaus bleiben zu müssen.

Gegen Mittag wird er nach Hause gebracht. Meine Mutti hat Leber, Muskartoffeln und grüne Bohnen vorbereitet, was eines seiner Lieblingsgerichte ist. Mein Vater sieht schlecht aus. Er hat im Krankenhaus sechs Kilogramm abgenommen. Sein Bauch ist weg und meine Mutter klagt, dass ihm keine Hose mehr passt.

Wir besorgen eine Waage, welche den Wasser- und Körperfettanteil anzeigt. Mein Vater muss nun jeden Morgen auf die Waage steigen, was sich als schwierig erweist, da mein Vater immer nicht schnell genug auf die Waage hüpft und die Waage sich zwischenzeitlich wieder abstellt.

Die nächsten Tage vergehen recht ruhig zu Hause. Ich arbeite wieder zwei Tage in der Woche bei meinen Eltern, damit meine Mutti ihren Aktivitäten wie Walken, Aquajogging, Volkstanz und Gymnastik nachgehen kann. Sie braucht diese kleinen Auszeiten für sich, und das verstehe ich. Es ist nicht einfach, immer eine kranke Person um sich zu haben.

Wir schaffen es, noch fehlende Vollmachten für Banken abzuschließen, so dass Kathrin und ich jederzeit Zugriff auf die Konten meiner Eltern haben und online Überweisungen tätigen können. Das ist wichtig, da mein Vater im Zusammenhang mit seinem Mietshaus viele Überweisungen machen muss und ich das jetzt problemlos erledigen kann.

Mein Papa macht wieder Aerobic mit mir und stemmt die Hanteln. Wir machen mit dem Rollator wieder Spaziergänge draußen. Manchmal gehen wir recht große

Runden, manchmal eher kleinere. Er erzählt viel von früher, wie es wann und wo einmal ausgesehen hat in der Nähe meines Elternhauses. Er erklärt, wo irgendwelche Wasserleitungen liegen und warum die Bäume im anliegenden Waldstück gefällt wurden.

Papa in früheren Zeiten

Mein Vater hat viele Tätigkeiten in seinem Leben ausgeführt. Er hat Landwirtschaft studiert, war zu DDR-Zeiten mit 27 Jahren der jüngste VEG-Direktor der DDR, war jahrelang als Sektorenleiter für Tierproduktion beim Rat des Bezirkes tätig, leitete anschließend ein Kombinat und war nach dessen Abwicklung durch die Treuhand im Jahr 1989 für die Landgesellschaft Mecklenburg-Vorpommern tätig. Gefühlt kennt mein Vater jeden Quadratmeter Erde in Mecklenburg-Vorpommern und kann auch über das kleinste Murksdorf noch etwas berichten.

Mein Vater hat bis zur Rente immer gerne gearbeitet. Ich habe nie erlebt, dass er irgendwie geknickt oder lustlos zur Arbeit gefahren oder von der Arbeit gekommen ist. Er hatte wirklich immer Freude am Arbeiten. Durch die verschiedenen Tätigkeiten hatte er viel zu erzählen, auch wenn mich als Kind nicht immer alles interessierte.

Da mein Vater fast immer leitende Tätigkeiten hatte, war er es auch gewohnt, vor vielen Leuten zu sprechen. Er konnte aus dem Stehgreif lange Reden halten.

So oft hat er uns Kindern bei Aufsätzen in Staatsbürgerkunde, Deutsch oder Geschichte geholfen und uns meistens alles diktiert. Ich war immer so froh darüber und musste jedes Mal staunen, wie leicht es ihm fiel, die richtigen Wörter zu finden. Wir Töchter waren immer mächtig stolz auf unseren Vater, vor allem, wenn wir ihn auf Arbeit besuchten und sahen, wie angesehen er war und wie er mit Anzug und Mantel durch die Räumlichkeiten fegte.

Umso mehr bin ich verwundert, dass mein Papa sich mit 84 Jahren dieses Selbstbewusstsein von früher so gar nicht mehr erhalten hat, im Krankenhaus gegenüber Mitpatienten und Ärzten so wenig kommunikativ ist. Wir verstehen oftmals nicht, warum mein Vater sich nicht traut, jemanden anzusprechen und um Hilfe zu bitten, sei es beim Einstellen des Fernsehers, beim Aufladen der Handys oder bei der Visite, wo es um seinen Gesundheitszustand geht.

Meistens sagt er zu den Ärzten, dass sie mit mir oder meiner Mutter alles besprechen sollen. Irgendwie traut er sich nicht mehr, Fragen zu stellen, was womöglich daran liegt, dass er seine Hörgeräte nicht trägt und es ihm unangenehm ist, nachzufragen. Er wirkt oftmals dement. Vielleicht merkt er diese Veränderung auch bei sich, was ihm peinlich ist. Ich bin trotzdem manchmal auf Ärzte sauer, wenn sie Papa wie einen alten Tattergreis behandeln. Er war doch mal so ganz anders, und wir wissen alle nicht, wie wir im Alter werden.

Es ist schwierig, einen Pflegedienst zu finden

In der Zwischenzeit haben wir auch ein Schreiben von der Pflegekasse erhalten, dass uns den Pflegegrad „2" für meinen Vater bescheinigt.

Wir kontaktieren mehrere Pflegedienste, von welchen zwei aufgrund Erkrankungen der Mitarbeiter wegen Corona oder Arbeitskräfteschwund gar keine Kapazitäten für die Aufnahmen von Patienten haben. Beim dritten Pflegedienst haben wir dann mehr Glück. Schwester Elke kommt vorbei und bespricht mit meinem Vater, meiner Mutter und mir, wie wir uns eine Unterstützung vorstellen. Ich sehe meinem Papa an, dass er diese Unterhaltung als unangenehm empfindet. Es geht schließlich um ihn und er mag nicht auf fremde Hilfe angewiesen sein.

Meine Mutter möchte eigentlich nur jemanden haben, der möglichst vormittags mit meinem Vater spazieren geht. Alles andere traut sie sich alleine zu.

Die Woche darauf kommt eine junge Frau vom Pflegedienst. Sie teilt uns mit, dass sie vor kurzem Schilddrüsenkrebs hatte und dass sie nicht gewähren kann, immer zur selben Zeit zu meinen Eltern kommen zu können. Meine Mutter will diese Art der Hilfe nicht, da sie niemanden vom Pflegedienst gebrauchen kann, der z. B. mittags kommt, wenn mein Vater schläft, oder schon vor dem Frühstück erscheint. Sie möchte gerne, dass immer jemand von 10 bis 11 Uhr mit meinem Vater spazieren geht. Außerdem tut ihr die junge Frau, die selbst nicht gesund und vital wirkt, leid und sie hat Angst, die Frau zu überfordern.

Als wir dies beim Pflegedienst so vortragen, kommt eine Kostenkalkulation. Mit An- und Auskleiden meines Vaters für den Spaziergang würde das Pflegegeld lediglich zwanzig Minuten fürs tägliche Spazierengehen abdecken. Laut Kalkulation geht ein Großteil des Pflegegeldes für die An- und Abfahrt und Ausbildungsvergütungsbeträge drauf.

So hatten wir uns keine Unterstützung eines Pflegedienstes vorgestellt. Ich telefoniere noch einmal mit der Geschäftsführerin des Pflegedienstes und frage an, ob wir vielleicht statt fünf Tage die Woche nur zwei Pflege-Tage pro Woche vereinbaren könnten, so dass die Pflegekraft mehr „Spazierzeit" mit meinem Vater hätte.

Die Geschäftsführerin stimmt einer weiteren Vereinbarung grundsätzlich zu, entschuldigt sich aber gleich dafür, dass sie nicht weiß, wann genau sie in der nächsten Zeit Termine ermöglichen könnte, da sie und ein Großteil ihrer Mitarbeiter mit dem Corona-Virus infiziert sind.

Meine Mutti und ich wuppen den Januar und Anfang Februar 2022 auch ohne Pflegedienst.

Zwischenzeitlich versuche ich meine Freundin Biggi in die Pflege mit einzubinden. Sie ist gerade aus Australien für mehrere Monate in Deutschland, um ihre Eltern zu unterstützen. Ihre Mutter bekam im September 2021 die Diagnose, dass sie mit 80 Jahren einen aggressiven Brustkrebs hat, welcher ohne Chemo und Bestrahlung nicht therapierbar ist.

Biggi bietet mir an zu helfen. Bei der Pflegekasse frage ich an, ob dies möglich wäre. Da Biggi keinen Abschluss als Pflegekraft hat, sei es der Kasse jedoch nicht möglich, das Pflegegeld an sie zahlen. Auf meinen Einwand hin, dass wir jemanden benötigen, der mit meinem Vater spaziert oder im Haushalt hilft, und dass es derzeit wegen Corona sehr schwierig ist, einen Pflegedienst zu akquirieren, wird auch dieses bedauernd abgelehnt. Es wird nur an anerkannte Pflegekräfte bezahlt.

Biggi hat mittlerweile im eigenen Interesse wegen der Pflege ihrer Mutter einen sogenannten PfiFf-Kurs an einem Klinikum belegt. Dieser richtet sich an Angehörige, die Patienten nach einem Krankenhausaufenthalt zu Hause pflegen, versorgen und begleiten müssen.

Die Absicht des Kurses ist, pflegende Angehörige durch Schulung und Anleitung für die Pflegetätigkeit zu qualifizieren und in ihrer Lebenssituation zu unterstützen und zu stärken. Der Kurs ist kostenlos und kann unabhängig von der Krankenkassenzugehörigkeit in Anspruch genommen werden.

Biggi bekommt eine Bescheinigung vom PfiFf-Kurs. Nach Rücksprache bei der Pflegekasse meines Vaters wird mir mitgeteilt, dass diese Bescheinigung jedoch nicht anerkannt wird, da es sich nicht um eine vom Sozialministerium bestätigte Zertifizierung handelt. Wir überlegen, ob wir Biggi als Haushaltshilfe auf Minijob-Basis anstellen, aber auch das stellt sich als kompliziert heraus. Biggi hat zwar noch die deutsche Staatsbürgerschaft, kann aber hier in Deutschland nicht so einfach mitversichert werden.

Der Hausarzt meines Vaters, Dr. Oswald, kommt am 12.01.2022 wieder vorbei und ist zufrieden mit meines Vaters Verfassung.

Anfang Februar merke ich beim Spaziergehen mit Papa, dass es ihm schlechter geht. Er schlurft regelrecht über die Gehwege, zieht sein rechtes Bein hinterher und ist schnell aus der Puste.

Wir schaffen nur noch kurze Strecken, und er muss zwischendurch oft Pause machen und sich auf seinen Rollator setzen, um zu verschnaufen. Wenn mein Vater austreten muss, schaffen wir es meist nicht rechtzeitig bis nach Hause. Da es kalt draußen ist, bin ich mit Jacke hochkrempeln, Hose und Schlüpfer runterziehen meist nicht schnell genug, und mein Papa pullert sich und mich an, wenn ich seinen Schlüpfer von hinten durch die Beine ziehe.

Aber das ist alles nicht so schlimm. Viel mehr macht mir Sorgen, dass mein Vater fünf Kilogramm zugenommen hat in den letzten paar Tagen. Mein Vater selbst bemerkt auch, dass sich sein Gesundheitszustand verschlechtert, was ihn traurig und still werden lässt. Oft sitzt er jetzt auf der Couch oder dem Sessel und guckt minutenlang aus dem Fenster und sagt nichts. Es tut mir so leid, das mit anzusehen.

Wir sprechen darüber, was wir machen können. Es ist Anfang Februar 2022. Muttis 80. Geburtstag steht auf dem Plan und wir wollen diesen mit Verwandten und Bekannten in einer Gaststätte feiern.

Mein Vater hustet auch wieder mehr und es ist uns allen klar, dass sich von Tag zu Tag sein Zustand wieder verschlechtern wird. Es sind vier Wochen seit seinem letzten Krankenhausaufenthalt vergangen, und wir sind traurig darüber, dass ihm sein Herz trotz Wassertabletten nach wie vor einen Streich spielt. Zusammen mit dem Hausarzt Dr. Oswald beschließen wir, dass mein Vater wieder ins Krankenhaus muss. Dieses Mal aber ins Klinikum Ost, weil dort eine Herzklappen-OP gemacht werden könnte.

09.02.2022 – 09.03.2022 (5. Krankenhausaufenthalt, jetzt: Klinikum Ost)

Am 09.02.2022 bringt meine Mutti meinen Vater ins Klinikum Ost.

Meine Mutter darf nicht mit in die Klinik und so geht mein Vater alleine auf die Kardiologische Station.

So richtig will er da nicht hin, was die Ärzte veranlasst, meine Mutter anzurufen und sie zu einem Gespräch vor Ort ins Krankenhaus zu bestellen.

Da mein Vater auf Fragen der Schwestern und Ärzte zu seiner Pflegestufe und zu Telefonnummern von zu Hause wohl sehr verwirrend antwortet, begrüßt der Arzt meine Mutter auch gleich damit, dass mit meinem Vater ja eh nichts mehr los sei, mein Vater eigentlich nach Hause will und wir uns den Krankenhausaufenthalt genau überlegen sollten.

Er redet im Dabeisein meines Vaters von seinem „reduzierten" Zustand, und dass er ja wohl schon dement sei.

Meine Mutter setzt sich durch, erklärt den Ärzten, dass mein Vater ja bereits viermal wegen der Herzinsuffizienz im Krankenhaus war und dass, langfristig gesehen, nur eine Herzklappen-OP noch helfen kann, was ja auch Frau Dr. Neumann vom vierten Krankenhausaufenthalt bereits bestätigt und ihre Empfehlung des Clip-Verfahren auch so im Entlassungsbericht des Klinikums West vermerkt hat.

Mein Vater muss im Krankenhaus Klinikum Ost bleiben.

Es beginnt erneut eine Odyssee. Wieder Besuchsverbot in allen Krankenhäusern in Mecklenburg-Vorpommern ohne Ausnahme zu einer Zeit, in der die ganze Welt schon zwei Jahre mit dem Corona-Virus lebt, öffentliche Großveranstaltungen mit mehreren hunderttausend Leuten wieder erlaubt sind, eigentlich kein Mensch mehr bei den Corona-Regelungen richtig durchsieht und fast jeder Deutsche die Sinnhaftigkeit mancher Beschränkung anzweifelt.

Es werden selbst keine Geimpften oder Genesenen mehr mit negativen Testergebnissen reingelassen, keine Ehepartner, kein Besuch von wenigstens einer festen Person, wenigstens am Wochenende. Nichts. Wieder geht der Stress mit dem Handy meines Vaters los. Alle zwei bis drei Tage ist sein Dreißig-Euro-Guthaben aufgebraucht und wir wissen immer noch nicht die Ursache dafür.

Wir hoffen alle, dass mein Vater operiert wird und zum 80. Geburtstag meiner Mutter am 22.02.2022 wieder zu Hause sein kann. Letztendlich war dies der Grund, warum mein Vater sich für die OP und einen weiteren Krankenhausaufenthalt von uns hat überreden lassen.

Wir erhalten die Telefonnummern von den Schwestern der Abteilung, und uns wird angeboten, zu bestimmten Zeiten die Telefonsprechstunde der Ärzte für Rückfragen zu nutzen.

Bei meinem Vater werden in den folgenden Tagen verschiedene Voruntersuchungen, wie z. B. eine Herzkatheteruntersuchung, welche Bestandteil einer OP-Vorbereitung ist, vorgenommen. Die verbleibende Zeit ist mein Vater allein auf seinem Zimmer, verkabelt und damit bewegungslos.

Die ersten zwei Wochen kommt auch noch ein Physiotherapeut vorbei, welcher für die Mobilität meines Vaters sorgt.

Wir fahren jeden zweiten Tag zum Krankenhaus und geben mit seinem Namen beschriftete Taschen ab, in welche wir Zeitung, Obst oder selbst gemachte Säfte packen.

Wir versuchen meinen Vater möglichst täglich telefonisch zu erreichen, aber dies ist aus bekannten Gründen wieder nicht ganz einfach. Es gibt Tage, da spricht er viel am Telefon. Er selbst erlebt im Krankenhaus nicht viel, langweilt sich eigentlich den ganzen Tag und kann somit wenig von sich berichten. Er möchte aber wissen, was wir und die Kinder machen und was sonst außerhalb des Krankenhauslebens passiert. Dann gibt es wieder Tage, an denen er dermaßen traurig, hoffnungslos und frustriert am Telefon wirkt, dass es einem das Herz bricht. Ich bin dann auf Arbeit sehr unkonzentriert, da ich an Papa denken muss und mich frage, was er gerade in diesem Augenblick macht und denkt.

Ich selbst rufe ihn immer morgens um 7:00 Uhr vor der Arbeit aus an und habe meist Glück. Es ist dann Frühstückszeit, er schläft nicht und wartet auch schon auf den Anruf.

Trotzdem ist es schwierig, mit meinem Vater zu telefonieren. Er ist oftmals verkabelt und steckt seine Hörgeräte nicht ein. Wir bitten eine Krankenschwester, meinem Vater doch das Krankenhaustelefon zu erklären, da es für uns dann besser ist, meinen Vater telefonisch zu erreichen, wenn sein Handy mal wieder nicht aufgeladen ist. Aber mein Vater muss auf einem Bildschirm irgendwelche Einstellungen vornehmen und die Telefonnummern auf der Bildschirmtastatur eintippen, was er wegen seiner Parkinsonkrankheit und des Zitterns dadurch nicht kann. Er verdrückt sich ständig und gibt das mit dem Krankenhaustelefon anschließend auf.

Zum Geburtstag am 17.09. hat mein Vater von uns ein iPhone geschenkt bekommen. Sowohl wir Kinder als auch die Enkelkinder haben versucht ihm die verschiedenen Einstellungen zu erklären. Manchmal gelang es ihm und er sendete sogar eine WhatsApp-Nachricht an uns, meist brachte er aber die verschiedenen Symbole von Telefon, WhatsApp, SMS durcheinander. Wir erhielten Face-Time- und Audio-Anrufe zu den unmöglichsten Zeiten.

Es ist schade, dass wir Papa nicht schon früher ein iPhone oder Samsung geschenkt haben. Ein paar Jahre zuvor hätte er die Bedienung bestimmt noch verstanden. Durch sein permanentes Zittern fällt es ihm schwer, Buchstaben und Zahlen zu tippen. Insofern kommt er mit seinem roten „Fresshandy", in dem unsere Telefonnummern auf riesigen Tastaturen unter den Ziffern 1, 2, 3, 4 abgespeichert sind, besser zurecht.

Meine Schwester Tine hat ebenfalls wieder Probleme beim Telefonieren mit Papa.

15.02.22, 11:16:14] Tine: Ich hatte Papa kurz am Hörer. Leider hat er mich wegen des Straßenlärms nicht gut verstanden. Dann kam auch die Schwester zum Blutabnehmen. Er hat sich aber gefreut und freut sich auch auf unser Kommen. Küssi

Ich bitte einen Freund namens Markus, der im Klinikum Ost arbeitet, bei meinem Vater vorbeizuschauen und nach dem Rechten zu gucken. Er hilft beim Aufladen der Hörgeräte und des Handys und erzählt mit meinem Vater. Insgesamt macht mein Vater einen guten Eindruck, meint unser Freund.

Mein Vater erzählt aufgeregt von seinem ersten Besuch (von Markus) und dass er endlich mal Abwechslung hatte. Er fragt auch gleich nach, ob Markus nicht morgen gleich wieder vorbeikommen könnte. Es ist so langweilig im Krankenhaus und es fällt einem die Decke auf den Kopf.

Am 15.02.2022 erreiche ich telefonisch am Nachmittag eine Ärztin, die mir Folgendes erklärt:

[15.02.2022, 17:32:10] Britta: Bei Papa kann das Clip-Verfahren noch nicht gemacht werden. Als erstes müssen die Ärzte das Tavi-Verfahren machen, da seine Aorta zuerst behandelt werden soll. Sie wollen am Donnerstag CT bei Papa veranlassen und nächsten Dienstag oder Mittwoch Papa operieren. Ist vom Timing blöd wegen Muttis Geburtstag, aber es geht nicht anders. Sie lassen ihn auch nicht zwischendurch raus, da seine Werte stabil sein müssen. Nach der OP muss Papa noch fünf Tage im KH sein. Die Clip-OP sollte vier bis sechs Monate später erfolgen. Die Ärztin will versuchen, für Mutti eine Besuchserlaubnis am Wochenende zu bekommen. Die OP nächste Woche ist sehr aufwändig. Siehe Internet …

[15.02.22, 18:09:15] Mutti: Britta, hast du das alles am Telefon erfahren?

[15.02.22, 18:10:57] Britta: Na, wo sonst, Muttichen? Nachdem die Ärztin erst ein wenig genervt klang, wurde sie im Laufe des Gesprächs netter. Ich darf jederzeit anrufen und Fragen stellen. Na ja.

[15.02.22, 18:12:43] Mutti: Dann könnte ich ihm morgen vielleicht doch etwas Obst bringen. Er fragt andauernd danach.

[15.02.22, 18:14:46] Kathrin: Bringe du ihm bitte Obst und ich lade das Handyguthaben auf.

Meine Mutter möchte nicht, dass die Herzkatheter-OP genau auf ihren Geburtstag am 22.02.2022 fällt und bittet mich, die Ärztin anzurufen und den Termin zu verschieben.

[15.02.22, 18:22:14] Mutti: Es kann auch das Gegenteil vom Glückstag werden. Sie sollen so entscheiden, wie sie es für richtig halten. Vielleicht sind sie zuversichtlich und wissen, dass es gelingt

[15.02.22, 18:22:58] Britta: Das denke ich auch. Sie haben wirklich über deinen Geburtstag gesprochen.
[15.02.22, 19:01:12] Britta: Katschebum, wir wissen nicht genau, wann. Kann am 22. oder 23. oder darauf die Woche sein. Es ist jetzt, wie es ist. Ist alles nicht gut vom Zeitplan. Die Ärzte bestimmen das, nicht wir.
[15.02.22, 19:36:41] Britta: Die Ärztin war anfangs deswegen so genervt, weil ich auch mit ihr über den OP-Termin diskutieren wollte. Es sind sehr viele Ärzte bei der OP dabei und das lässt sich nicht einfach so hin und her organisieren.
Außerdem verwies sie mich darauf, dass es unser Wunsch war, dass Papa im KH sofort behandelt wird und bis zur OP dort bleibt. Das hat sie mir ein paar Mal gesagt, dass die Ärzte wegen uns Papa behalten haben. Entgegen Papas Wunsch zunächst.

[16.02.22, 16:29:23] Kathrin: Ich habe gerade mit Papa telefoniert. Er war heute gut drauf und klar bei Verstand. 😊

[16.02.22, 16:29:53] Tine: Das klingt doch gut 😁

17.02.22, 19:28:02] Tine: Hatte Papa eben am Telefon. Er war richtig gut drauf. Hat mich richtig gefreut 😄 Er hat sich wohl auch eine halbe Stunde mit Markus unterhalten. Er wird wohl wirklich am Dienstag operiert.

Am 17.02.2022 hat mein Neffe Jan Geburtstag und am 19.02. unsere jüngste Tochter. Mein Vater denkt an beide Geburtstage und ruft an, um zu gratulieren.

Am Wochenende fahren wir zum Krankenhaus, stellen uns in den Innenhof und bitten Papa per Handy, auf den Balkon zu kommen. Mein Vater braucht zwar ein wenig Zeit dafür, weil er sich entkabeln muss und wackelig auf den Beinen ist, aber er macht es gern und freut sich, über den Hof zu brüllen.

Lustig ist bei diesen Aktionen dann auch, dass er mit dem Krankenhausnachthemd, welches hinten offen ist und auf dem Balkon durch den Wind hochflog, nur mit einem Netzschlüpfer bekleidet dastand.

Aber das stört uns natürlich nicht. Ist nicht mega sexy, aber irgendwie süß. Und Papa und wir haben uns unbeschreiblich darüber gefreut, uns zu sehen. Wenn man ihn denn schon nicht besuchen darf …

Letztendlich wird bei meinem Vater am 21.02.2022 noch eine Darmspiegelung gemacht und er wird nicht am 22.02.2022, meines Mutters 80. Geburtstag, operiert.

Es ist die gesamte Zeit schwierig, Informationen über die Untersuchungen zu erhalten. Von meinem Vater erfahren wir lediglich, dass er stundenlang für eine Untersuchung auf einem Flur stand und gefroren hat. Ein Arzt oder eine Ärztin ruft uns nicht an. An Muttis Geburtstag erreiche ich dann aber doch noch jemanden und mir wird erklärt, dass man meinen Vater deswegen noch nicht operiert hat, weil man Schatten auf der Lunge gesehen hat und einen Lungentumor ausschließen will.

Insofern müssten sie zunächst ein Lungen-CT machen, und dann würde man weitersehen.

Sie führt noch an, dass man eine Herz-OP ja dann nicht mehr machen bräuchte, wenn mein Vater Lungenkrebs hätte. „Das lohnt sich dann nicht mehr!" Die Ärztin rattert ihre Erklärung herunter, als ob sie diese schon zum hundertsten Male heute vorträgt.

„So ein Mist, alles", denke ich. Ausgerechnet an Muttis 80. Geburtstag.

Da unser Papa im Krankenhaus ist, will meine Mutti ihren Geburtstag auch nicht mehr groß feiern. Meine Neffen aus Paris, alle vier Berliner und meine Familie finden sich zum Mittag bei meiner Mutti ein. Sie hat Essen bestellt und wir versuchen, es meiner Mutti so angenehm und schön wie möglich zu machen. Wir erzählen ihr natürlich nichts davon, was die Ärztin vormittags erzählt hat. Umso schwerer fällt es uns, die Fassung zu bewahren, als meine Mutti anlässlich ihres Geburtstages eine kleine Rede hält und auch in Gedanken an Papa ist, weint und sich wünscht, dass man ihm im Krankenhaus hoffentlich helfen kann.

Überraschender Besuch im Krankenhaus

Mein Neffe Edouard fragt mich mit einem Mal, wie man ins Krankenhaus käme und ob es Feuerleitern draußen gibt. Ich erkläre ihm, dass dort ein Pförtner am Eingang sitzt und niemanden vorbeilässt. Die einzige Möglichkeit Opa zu sehen, so erkläre ich ihm, ist, sich in den Innenhof zu stellen, Opa vorher anzurufen und Bescheid zu geben, dass er auf den Balkon gehen möchte. Das haben wir am letzten Wochenende zweimal ausprobiert und das hat gut funktioniert.

Jedenfalls brechen die sechs Jugendlichen nach dem Kaffeetrinken auf und wollen, so denken wir, ihren Opa im Innenhof sehen.

Sechs Jugendliche stehen im Innenhof und inspizieren die Lage. Beim Beobachten ist schnell allen klar, dass durch den Lieferanteneingang auch Raucher ein- und ausgehen und die Tür nicht verschlossen ist. Es ist also möglich, durch diese Tür ins Krankenhaus zu gelangen. Nun muss man nur noch die vierte Etage finden.

Edouard und Karl gehen voran. Sie können als Franzosen ja noch einen auf „Dummie – mein Name ist Hase" machen. Sie werden nicht aufgehalten und gehen schnurstracks ins Zimmer von ihrem Opa. Die Zimmernummer wissen sie von Oma. Als sie bei meinem Vater dann im Zimmer sind, haben sie vom Balkon den Daumen hoch gezeigt. Die Luft ist rein, ihr könnt nachkommen.

17:10 Uhr bekommen wir ein Foto, auf dem mein Neffe Karl lässig, die Hände in der Tasche, auf dem Balkon von Papas Zimmer steht. Das Foto hat Jan gemacht, vom Innenhof aus. Wir wissen somit, dass Karl es irgendwie in die Klinik geschafft haben muss.

[22.02.22, 17:10:57] Kathrin: Karl ist in der Klinik Ost.

Ganz so einfach fällt es den anderen vieren dann doch nicht, weil ein Pfleger auf der Station auf sie aufmerksam wird. Er fragt, was sie im Krankenhaus machen und ob sie nicht wüssten, dass Besuchsverbot ist.

Ricky meint, dass der Opa so lange hier schon im Krankenhaus ist und sie ihn unbedingt mal sehen wollen. Ich vermute, der Pfleger hat irgendwie dann doch eine Seele, führt sie zum Patientenzimmer und ordnet aber vorher an, dass sie einzeln für ein paar Minuten eintreten könnten. Als er die Tür öffnet und meine beiden anderen Neffen schon darin sieht, meint er dann nur „Oh Mann, jetzt ist auch egal. Alle rein. Zehn Minuten. Nicht länger!".

Sie halten sich daran.

17:20 Uhr erhalten wir ein Foto, auf dem fünf Enkelkinder mit ihrem Opa zusammen sind.

46

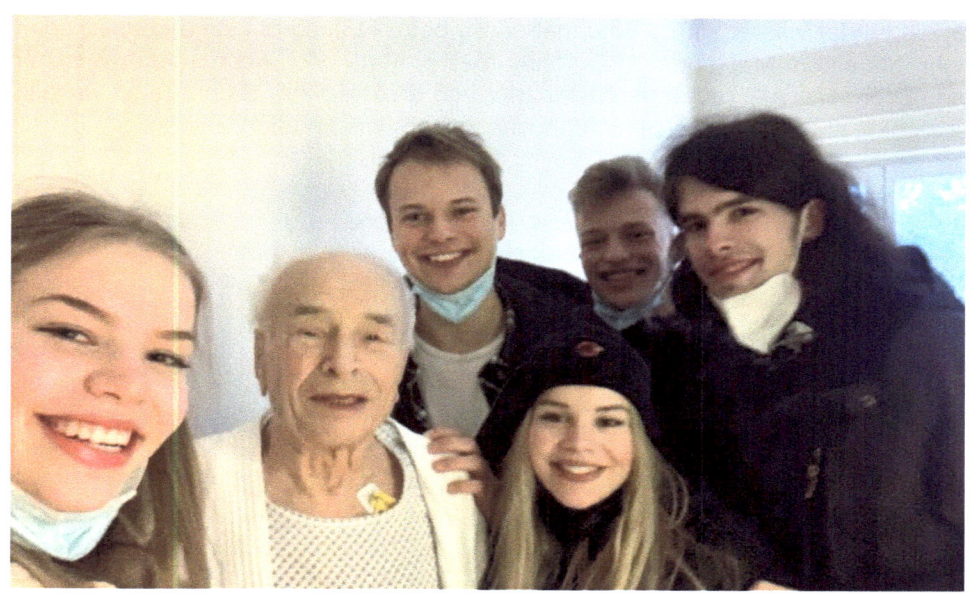

Jan ist nicht auf dem Foto, weil er freiwillig Schmiere steht.

Meine Mutti, Kathrin, unsere Männer und ich weinen und lachen zugleich. So verrückt. Wie haben sie das nur geschafft? Mein Vater sieht so glücklich aus. Es ist unbeschreiblich. Deshalb muss ich dieses Foto unbedingt in diesem Buch auch zeigen. Bei uns kullern die Tränen.

Mein Vater freut sich so sehr. Er ist begeistert, wie pfiffig und mutig seine Enkelkinder sind.

Ich kann gar nicht sagen, wie oft mein Vater in den folgenden Monaten von diesem spontanen Besuch erzählt. Ist es jeden zweiten Tag oder sogar jeden Tag? Er hat jedes Mal Tränen in den Augen, als er davon berichtet. Jedes Mal spürt man die Begeisterung bei ihm über diese Tat.

Die Kids sind vielleicht für zehn Minuten bei ihrem Opa, aber es sind vielleicht die entscheidendsten und wichtigsten Minuten im Leben meines Vaters. Dieser kurze Besuch hat motiviert, die schwere Zeit im Krankenhaus weiterhin auszuhalten.

Und auch mit uns, den Kindern, Schwiegersöhnen und Enkelkindern macht diese Situation etwas. Wir halten zusammen, egal was ist. Wir setzen uns ein und helfen, wenn jemand in der Familie in Not ist. Die Emotionen sind bei allen so hoch. Jeder spürt, wie wichtig dieses Erlebnis für meinen Vater ist.

Als die Kinder wieder zurück sind, haben wir beim Abendbrot kein anderes Thema mehr. Mit einem Mal ist der Geburtstag meiner Mutti doch noch irgendwie schön und besonders. Alle reden durcheinander und erzählen ihre Story. Es ist wuselig, wir lachen, schütteln den Kopf und müssen immer wieder auch weinen.

22.02.22, 18:11:18] Tine: Ist das alles schön und wirklich rührend. Es tut mir wirklich elendig leid, nicht dabei zu sein. Macht es euch noch schön!

[22.02.22, 18:19:49] Kathrin: Der Knüller waren heute die Kids, die einfach ins Krankenhaus über den Hintereingang „eingebrochen" sind.

[22.02.22, 18:21:15] Tine: Ich glaube, Karli hätte es wohl auch über die Kanalisation versucht

Erst am 23.02.2022 teile ich meiner Mutti mit, dass sie noch ein CT von Papas Lunge machen wollen und dass sich die OP deswegen noch hinauszögert.

Mein Vater ist durch den Besuch wie gedopt. Er ist euphorisch und erzählt immer wieder davon. Es motiviert ihn ungemein, durchzuhalten.

[23.02.22, 16:31:22] Kathrin: Ich habe gerade Jan zum Zug gebracht und auf dem Rückweg mit Papa telefoniert. Er klang gut und es geht ihm auch gut. Husten hat er keinen mehr. Dass seine Lunge untersucht werden soll, hat er mitbekommen. Er weiß aber nicht, warum. Visite war heute nicht, so dass er gar nicht weiß, wie es mit ihm weitergeht. Über den Überfall gestern hat er sich sehr gefreut. Er hat richtig laut gelacht, als er davon erzählt hat.

23.02.22, 19:06:40] Britta: Papa fragt jetzt auch immer nach, welche Medikamente sie ihm geben. Habe ich vorhin selbst am Telefon gehört. Ich weiß ja nicht, welche Mittel sie Papa geben, aber die will ich auch haben. ☺
[24.02.22, 11:18:46] Britta: Befund von der Lunge kommt erst morgen früh. Ich soll morgen gegen Mittag noch mal anrufen. Heute war CT von der Lunge.

Mein Vater, aber auch wir, sind die nächsten Tage alle ein wenig euphorisch. Es ist endlich mal etwas Schönes passiert. Auch dass durch diesen Besuch Muttis 80. Geburtstag irgendwie noch fröhlich und schön verlief, freut uns.

Ist Besuchsverbot wirklich sinnvoll?

Diese Situation zeigt umso mehr, wie wichtig Besuch im Krankenhaus ist.

Es soll kein Vorwurf an die Ärzte und Pfleger sein. Sie können für das Besuchsverbot nichts. Es ist eher so, dass wahrscheinlich solche Leute Regelungen treffen, die noch nie im Krankenhaus gearbeitet haben. Sie wollen angeblich zum Schutz der Patienten und des Personals Verordnungen treffen.

Aber keiner denkt darüber nach, was es mit den Patienten und Angehörigen macht. Können die Patienten wirklich genesen, wenn sie so allein im Zimmer sind? Nicht jeder ist mobil, weiß sich zu beschäftigen, liest und rätselt und vertreibt sich sinnvoll die Zeit. Manche können es nicht. Vielleicht weil sie zu alt sind, die Betten unbequem sind, sie nicht aufstehen dürfen oder weil sie verkabelt sind.

Auch wenn Schwestern zum Blutabnehmen, zum Waschen, zur Pulskontrolle oder zur Essenausgabe ins Zimmer kommen und bestimmt auch mal ein nettes Wort an den Patienten richten, ist es doch etwas anderes, als wenn Angehörige zu Besuch kommen.

Als mein Vater die ersten beiden Male im Krankenhaus lag und noch ein wenig mobil war, stand er im Krankenhaus an der Fensterscheibe und hat geguckt, wann meine Mutti und ich zu Besuch kommen. Das war nicht einfach für uns, weil es uns auch unter Druck setzte, pünktlich zu sein.

Es gibt bestimmt schon Studien dazu, welchen Einfluss Besuch im Krankenhaus auf die Psyche und den Genesungsprozess bei Patienten hat. Auch wenn Patienten die lebensnotwendige Versorgung wie Essen und Trinken erhalten, verkümmern sie doch ein wenig ohne Besuch, denke ich.

Ist Besuch nicht immer – außer Essen – das Highlight in einem Krankenhaus?

Ich hätte die Regelungen vielleicht noch nachvollziehen können, wenn meine Mutter wenigstens einmal am Wochenende meinen Papa hätte besuchen können. Sie ist geimpft, getestet usw. Warum durfte sie nicht zu ihm?

Auch für Angehörige ist dieser „Nicht-besuchen-dürfen-Zustand" schlimm. Man ist in Gedanken bei dem Patienten. Man weiß oftmals nichts Genaues, jedenfalls war es bei uns so. Dieses ständige Telefonieren, Vertröstet-Werden, Warten, wieder Telefonieren ist nervenzerreißend.

Man kann sich auf Arbeit nicht konzentrieren, guckt auf die Uhr, wann man anrufen kann. Ich muss z. B. auch oft im Außendienst weinen, allein schon dann, wenn ich daran denke, wie einsam und verzweifelt mein Vater gerade im Krankenhaus ist. Durch unseren ständigen WhatsApp-Austausch ist man kopfmäßig ja ständig abgelenkt. Jeder von uns, der irgendwie etwas weiß, teilt dieses ja auch sofort in unserer WhatsApp-Familien-Gruppe mit. Jeder trägt zu Informationen, Absprachen bei.

Es ist ja auch nicht so, dass man ein Familienmitglied im Krankenhaus abgibt und einfach so sagt: „Ja, macht mal!" Vielmehr möchte man mitentscheiden und informiert werden.

Immer nur am Telefon Informationsfetzen zu erhalten, ist nicht sinnvoll.

Ich hätte auch erwartet, dass mancher Arzt sich vielleicht auch einmal bei der Klinikleitung beschwert und sagt, dass es so nicht geht. Es ist unmenschlich, Angehörige nicht zu ihren Liebsten zu lassen. Auf einer Intensivstation oder zur jetzigen Zeit ohne negativen Corona-Test sehe ich das vielleicht noch ein, aber doch nicht Ende Februar 2022. Ringsum feiern die Menschen, fahren und fliegen in den Urlaub, halten sich mehr oder weniger an irgendwelche Regelungen und mischen sich mit oder ohne Corona unter die Leute. Und ins Krankenhaus darf man geimpft und getestet nicht hinein?

Wo ist da der Sinn, die Logik?

Ja, wir hatten auch Corona, die Delta-Variante, bereits im September 2021 und wir blieben selbstverständlich vierzehn Tage zu Hause. Mein Mann hat ununterbrochen gearbeitet, da es ihm – bis auf einen Vormittag – gutging. Ich selbst lag zwei oder drei Tage wegen Kopf- und Gliederschmerzen im Bett.

Wie ist es Angehörigen ergangen, die nicht geimpft sind und nicht ins Krankenhaus kamen, als Besuch erlaubt war? So wie bei uns z. B. zwischen Weihnachten 2021 und Neujahr 2022. Ich hatte meinen Genesenenstatus und kam nur deswegen ins Krankenhaus rein.

Ich kann mir vorstellen, dass es diese Fälle gab. Was macht man dann? Den Angehörigen nicht besuchen? Sich dann doch impfen lassen, obwohl man es nicht möchte?

Man hat mit diesem Thema dermaßen viel für Diskussion und Streitigkeiten in der Familie und im Bekanntenkreis gesorgt, dass man sich das Ausmaß gar nicht vorstellen kann.

Und, hat man irgendwelche Lehren bisher daraus gezogen? Ich glaube nicht.

Ist der psychische Schaden bei solch schrägen Verordnungen nicht vielleicht höher als der physische? Warum hören – auch Mediziner – nicht auf ihr Herz? Warum tragen sie Entscheidungen mit, die empathielos sind? Traut sich keiner, der Krankenhausleitung oder anderen Entscheidungsträgern die Stirn zu bieten?

Meine Schwester und mein Schwager sind im April auf einem Ball, auf dem mein Mann und ich als Ungeimpfte wieder nicht zugelassen sind. Sie sitzen mit einem Arzt Prof. Dr. …(?) vom Klinikum Ost an einem Tisch, erzählen ihm davon, dass unser Papa wochenlang im Krankenhaus war und keinen Besuch erhalten durfte.

Seine Antwort war lediglich, dass die Besuchszeiten doch „moderat" waren und ja zwischen Weihnachten und Neujahr Besuch erlaubt war.

Ich habe meine Schwester, als sie das erzählte, gefragt, ob sie dem Arzt nicht an die Gurgel gegangen ist. Allein das Wort „moderat" im Zusammenhang mit der Besuchserlaubnis im Krankenhaus zu verwenden, finde ich mehr als unpassend. Es war eine Woche Besuch erlaubt in einer Zeit zwischen Anfang Dezember und Ende März. Was bitte ist daran moderat?

Zeigt aber leider auch, wie wenig Empathie mancher Arzt besitzt. Ich stelle mir die Frage, ob genau dieser Arzt sich auch an diese Regelungen gehalten hätte, wenn seine hochbetagte Mutter oder Vater im Krankenhaus gelegen hätte.

Ich kenne Freunde, die ihren Eltern die Aufnahme extra in Krankenhäusern außerhalb von Mecklenburg-Vorpommern empfohlen haben, damit sie sie besuchen können. Manche Angehörige haben dafür viel mehr Fahrzeit in Kauf genommen.

Sind diese Regelungen ethisch vertretbar, und sind sie mit dem hippokratischen Eid vereinbar?

Haben Ärzte nicht auch so etwas wie Fürsorgepflichten?

Ich würde mich so gerne bei dem Pfleger, der im Krankenhaus letztendlich den Besuch der Enkelkinder bei meinem Vater ermöglicht hat, persönlich bedanken. Ich weiß leider seinen Namen nicht.

Er hat in diesem Moment, wahrscheinlich unbewusst oder weil er auch einfach nur verständnisvoll war, intuitiv die richtige Entscheidung getroffen.

Für uns war er der Held des 22.02.2022.

Karl und Edouard dürfen aufgrund des Besuchsverbots nicht zu ihrem Opa, auch nicht nach telefonischer Anfrage bei der Ärztin durch meine Mutti am 25.02.2022.

Am 26.02.2022 erfahre ich telefonisch von der Ärztin, dass mein Vater nun an der Aortenklappe operiert werden kann. Das Clip-Verfahren wäre bei ihm später einmal zu machen. Die Aortenklappe muss als erstes operiert werden. Sie wollen das sogenannte TAVI-Verfahren bei ihm durchführen.

Dies ist ein Verfahren, bei dem man die Aortenklappe minimalinvasiv ersetzt. Der Eingriff erfolgt ohne Operation am offenen Herzen und ist deshalb sanfter als andere gängige Herzklappenoperationen. Es handelt sich jedoch um eine künstliche Klappe, welche durch die Schlagader im Bereich der Leiste mittels Katheter zum Herzen geschoben wird. Die Klappenprothese sieht ähnlich aus wie ein kleiner Ring und wird in die verengte Aortenklappe implantiert.

Es ist Sonnabend, der 27.02.2022, und ich möchte meinem Vater nachmittags die Wochenendzeitung und Obst vorbeibringen.

Ich fahre Richtung Klinikum, und mir kommen Tausende Fußball-Fans grölend, teilweise angetrunken und dicht an dicht gedrängt entgegen. Ich denke im Stillen wieder einmal, was für ein Wahnsinn das ist. Außerhalb von Krankenhäusern dürfen sich alle treffen und feiern und im Krankenhaus darf man niemanden besuchen …

Das kann doch alles nicht richtig sein.

Ich stehe im Hof vom Klinikum, rufe meinen Vater an und frage ihn, ob er zum Balkon rauskommen kann. Er ist verkabelt und schafft es nicht.

Ich weiß nicht genau, was mich geritten hat. Waren es die Fußballfans oder weil es so ruhig auf dem Innenhof war? Keine Ahnung. Ich sehe den Lieferanteneingang offenstehen und meine Beine setzen sich automatisch in Bewegung. Ich gehe ins Krankenhaus hinein und komme mir vor wie ein Einbrecher. Da mir die Kinder von ihren „In-flagranti"-Besuch am 22.02.2022 genau beschrieben haben, wo sie langgegangen sind, muss ich auch nicht lange suchen, wo die Treppe hinauf zur Station ist.

Wohl fühle ich mich nicht bei dieser Aktion, aber ich gehe weiter. Nirgendwo ist jemand zu sehen. Es ist nachmittags, aber alles ruhig. Mein Puls beschleunigt sich, da mir bewusst wird, dass ich etwas Unerlaubtes mache. Ich schwitze und habe ein wenig Angst. Der Weg vom Lieferanteneingang in die vierte Etage ist verwirrend. Es sieht alles alt und unheimlich aus. Mir kommt ein typischer Krankenhausgeruch entgegen, den ich nicht mag.

Ich komme auf der Station an. In welchem Zimmer liegt Papa nochmal? Was haben die Mädels erzählt? Vorne rechts gleich, glaube ich. Ich öffne vorsichtig die Tür, aber das Zimmer ist leer. Es stehen bezogene Betten darin, aber kein Patient. Mist! Ich gehe zur nächsten Tür. Wieder leer. Mann, wo liegt Papa denn nur?

Mit einem Mal ertönt eine aufgebrachte Stimme und fragt, was ich da mache. Ich drehe mich um und sage, dass ich meinen Vater gerne kurz besuchen möchte und dass ich etwas zum Lesen und Obst für ihn habe.

Sie fragt, wie ich trotz Besuchsverbot überhaupt reingekommen bin. Ich stelle mich ein wenig dumm und sage, dass unten eine Tür offenstand, was ja nicht ganz gelogen ist. Sie weist mich daraufhin, dass niemand ins Krankenhaus darf und ob ich das nicht wüsste. Anschließend erlaubt sie mir dann aber doch, meinen Vater im Zimmer zu besuchen.

Mein Vater freut sich wahnsinnig. Wir umarmen uns und ich sage ihm aber gleich, dass ich schon Ärger bekommen habe und nicht lange bleiben darf.

Ich bin ein wenig schockiert darüber, wie er aussieht. Sein ganzes Nachthemd ist voller Blut. Ich gucke auf sein Bett. Überall Blut. Ich frage ihn, woher das Blut kommt und er zeigt auf seinen Bauch. Ich hebe sein Hemdchen hoch. Sein Bauch ist grün und blau verfärbt. Es sieht aus, als ob ihn jemand geschlagen hat. Sein Bauch ist immer noch sehr, sehr dick. Er sieht noch mehr aus wie eine Schwangere als vorher. An seinem Bauch sind viele Einstiche zu sehen. Ich erkläre mir die blauen Flecken und das viele Blut so, dass mein Vater gegen drohende Thrombose Spritzen bekommen hat, und weil bei ihm Wunden mit Blutaustritt aufgrund seiner Blutverdünner, die er täglich einnehmen muss, nicht gerinnen, blutet er nach einem Einstich nicht nur ein wenig, sondern stark.

Es sieht schlimm aus. Mein Papa tut mir so leid. Das Wetter ist heute so schön, und er kann nicht einmal auf den Balkon gehen, weil er verkabelt ist. Ich gucke mir sein Zimmer an. Es ist hell und freundlich und sieht schön aus. Im Gegensatz zu den Fluren dieser Klinik sehen die Zimmer zumindest renoviert und freundlich aus. Ich frage mich, warum man den Patienten nicht ermöglicht, sich mal draußen hinzusetzen. Es würde doch bestimmt allen guttun, die Sonnenstrahlen zu genießen und den Blick auf den grünen Innenhof zu ermöglichen.

Mein Papa und ich quatschen noch ein bisschen, und ich verabschiede mich. Zuvor gibt er mir sämtliche Tupperdosen mit, die er von meiner Mutter, Kathrin und mir im Laufe der Zeit bekommen hat.

Ich gehe mit drei großen Beuteln mit leeren Tupperdosen hinaus, bedanke mich noch einmal bei der Schwester und verlasse das Gelände.

Mein Blick fällt auf den Flur und das Treppenhaus. Mein Gott, es sieht aus wie nach dem Krieg. Es erinnert nicht unbedingt an ein Krankenhaus. Alles sieht alt, düster, verwinkelt und unfreundlich aus.

Endlich ist die Herzklappen-OP

Unser Papa soll am 28.02.2022 nun endlich operiert werden.

Meine Mutti fährt am 27.02.2022 mit dem Fahrrad zum Krankenhaus und schafft es irgendwie, sich am Pförtner vorbeizumogeln. Weil sie wohl so schnurstracks an ihm vorbeigeht und einen Fahrradhelm auf dem Kopf hat, sieht sie wahrscheinlich wie ein Mitarbeiter vom Krankenhaus aus. Aber auch meine Mutti wird dann doch von einer Schwester erwischt und darauf angesprochen, wie sie reingekommen ist und was sie hier zu suchen hat. Meine Mutter erläutert, dass ihr Mann morgen operiert wird und sie ihm für die bevorstehende OP alles Gute wünschen möchte. Da die OP für einen 84-jährigen nicht ganz ungefährlich ist, möchte sie ihn wenigstens vor der OP noch einmal sehen. Die Schwester erlaubt mürrisch, dass meine Mutter am Zimmereingang stehen bleibt und kurz mit meinem Vater spricht.

27.02.22, 14:19:51] Mutti: Ich war heute Vormittag vor Papas Tür. Die Schwester war so gnädig und hat die Tür geöffnet und Papa saß im Bett und hat gegessen. Er sah gut aus und wird gut auf die OP vorbereitet. Ich glaube, dass er da gut durchkommt. Wir erfahren morgen am späten Nachmittag mehr … LG Mutti

[27.02.22, 14:21:04] Tine: Durftest du dann auch an sein Bett oder nur durch die Tür schauen?

[27.02.22, 14:23:17] Mutti: Ich musste an der Tür stehen bleiben.

27.02.22, 14:23:50] Tine: Völlig unverständlich ☹
[27.02.22, 14:24:40] Tine: Aber trotzdem schön, dass er dich wenigstens gesehen hat. Es gibt ihm Kraft. Er freut sich so auf Zuhause.

Es ist endlich soweit. Nach fünf Krankenhausaufenthalten steht nun die lang ersehnte Operation bevor.

Wir alle drücken meinem Vater mächtig die Daumen und denken die nächsten Stunden noch mehr als sonst an ihn.

[27.02.22, 18:12:48] Kathrin: Papa hört das Festnetz nicht. Es klingelt ewig, dann hebt er ab und legt wieder auf, da er mich nicht hört, obwohl ich schon brülle, so laut ich kann.😬

[27.02.22, 18:14:47] Tine: Ging mir genauso. Und er gibt es auch zu, dass er nicht so richtig klar kommt. Na Hauptsache er weiß, dass wir an ihn denken.

[27.02.22, 18:16:38] Kathrin: Das weiß er. Ich habe gebrüllt, dass wir ihm alle für morgen alles Gute wünschen. Das hat er mitbekommen.☺

27.02.22, 19:34:52] Tine: Ich hatte ihn eben an der Strippe 😁 Alles gut. Er hat große Hoffnung, dass morgen alles gut läuft, damit er erst einmal wieder nach Hause darf. Er hat den ganzen Nachmittag in der Sonne gesessen, was ihm sehr gutgetan hat. Er klang sehr zuversichtlich. Küssi 😳

Mein Vater übersteht die OP am 28.02.2022 ganz gut.

28.02.22, 13:20:32] Mutti: Ich habe eben mit Papa gesprochen. Er liegt wohl noch auf der Wachstation. Er konnte auch nicht sagen, was sie genau gemacht haben. Er hat bloß gesagt, dass sie was reingeschoben haben. Außerdem war er ganz schlecht zu verstehen. Ich rufe gegen 19Uhr noch einmal an, weil ich denke, dass er dann schon auf seinem Zimmer liegt. Das Wichtigste ist, dass er die OP gut überstanden hat und nun wieder verkabelt ist. LG

[28.02.22, 13:24:04] Tine: Erleichterung, dass er es überstanden hat. Hoffentlich hilft es ihm wirklich. Küssi

[28.02.22, 13:25:59] Kathrin: Das wird sich ja dann in den nächsten Tagen und Wochen zeigen. Wir hoffen alle das Beste für ihn.

Wir versuchen, Papa am 01. und 02.03.2022 telefonisch zu erreichen, aber er ist aufgrund der Vollnarkose noch ziemlich verwirrt und geht nicht an sein Handy.

> [02.03.22, 13:10:09] Mutti: Papa ist nicht zu erreichen. Der Pfleger sagte, dass er noch 26 weitere Patienten zu versorgen hat. Die Ärztin wollte ich anrufen, aber die geht zur Zeit auch nicht ans Telefon. Ich versuche es später noch einmal.
> [02.03.22, 13:42:56] Mutti: Ich habe eben mit der Ärztin gesprochen. Die denkt auch, dass wir ihre Erklärungen sofort begreifen und behalten. Sie hat gesagt, dass sie die Aortenklappe behandelt haben, aber der Mensch hat vier Klappen

Tine ist seit ein paar Tagen wieder aus Paris zu meiner Mutti gekommen, unterstützt sie bei allem und wartet ebenfalls auf die Rückkehr unseres Papas aus dem Krankenhaus, da sie am 13.03.2022 wieder zurück nach Paris fliegen muss.

Die Entlassung meines Papas stellt sich als schwierig heraus und wird von Tag zu Tag verschoben. Der Oberarzt telefoniert längere Zeit mit Tine und erklärt ihr, dass unser Vater sehr geschwächt ist und dass eigentlich weitere OPs an den Mitralklappen erforderlich wären.

Im Anschluss an diese OP soll mein Vater eine Reha bekommen. Der Oberarzt bietet an, meinen Vater so lange in der Klinik zu behalten, bis er zur Reha fährt. Er äußert seine Bedenken, dass die Pflege zu Hause nicht einfach sein und meine Mutter dies wohl kaum schaffen wird.

04.03.22, 11:37:31] Britta: Papa bleibt das Wochenende in der Klinik noch zur Beobachtung. Eine anschließende Reha wird nicht gehen. Jedenfalls nicht sofort wahrscheinlich.
Sie würden ihn bis zur Reha im Krankenhaus lassen, wenn Mutti sich die Pflege nicht zutraut. Ansonsten würde er, wenn keine Komplikationen zusätzlich auftreten, nächste Woche entlassen werden. Das entscheidet sich Mo oder Die.
Er braucht zu Hause Medikamente, aber keine Spritze oder so.
Die Ärztin hat einen guten Eindruck von Papa. Sie findet ihn auch nicht auffallend verwirrt. Wenn wir den Eindruck haben, dann liegt es tatsächlich noch am Narkosemittel. Ältere Leute verarbeiten das schlechter.
Tine darf Papa nicht besuchen. Keine Ausnahme. Auch nicht illegal. Es hat sich wohl rumgesprochen mit unseren Aktivitäten.

Wir Schwestern besprechen zusammen mit Mutti, wie es weitergehen soll. Papa kann unmöglich noch länger im Krankenhaus bleiben. Er hat die letzten Wochen so tapfer durchgehalten, war so lange alleine und hat mental dadurch abgebaut. Es ist ihm nicht mehr zumutbar, länger im Krankenhaus ohne Besuch zu verbleiben. Das geht einfach nicht. Darüber sind wir uns schnell einig. Papa muss nach Hause. Das sind wir ihm schuldig. Er kann nicht mehr. Die OP hat er überstanden, zur Nachsorge muss er zu Hause sein. Er wird sonst nicht gesund. Wir müssen es irgendwie zusammen schaffen, ihn zu Hause zu pflegen. Wir haben noch keinen Plan, wie wir es machen wollen, aber unser Entschluss steht fest.

Die Entlassung zögert sich weiter hinaus.

Meine Schwester möchte meinen Vater unbedingt besuchen, weil sie Angst hat, dass es wieder nicht klappt und sie zurück nach Paris muss.

Unser Freund Markus, der in der Klinik arbeitet, guckt am 07.03.2022 und 08.03.2022 auch noch einmal nach unserem Papa.

07.03.22, 16:54:31] Britta: Habe gerade mit Papa länger gesprochen. Er war ganz klar im Kopf. Er musste mir zu Doberan was erklären und wusste alles.
Er freut sich auf dich morgen, Tine. Geh unbedingt hin und lass dich nicht abwimmeln. Verweis jetzt immer auf den Dr. …
Markus geht morgen auch noch vorbei.
Mittwoch sollte Papa dann aber wirklich nach Hause.

[07.03.22, 17:07:35] Britta: Markus geht jetzt noch zu ihm. Und morgen. Es wäre schön, wenn Papa das bis nach Hause motiviert.
Der Patient kann doch nur genesen, wenn die Psyche mitspielt. Dass kann vier Wochen ohne Besuch gar nicht funktionieren.
7.03.22, 18:44:03] Britta: Markus sagte eben, dass Papa geistig gut drauf war.
Er bekommt Infusion und Sauerstoff. Ist also verkabelt. Er freut sich auf Tine morgen und dass er Mittwoch nach Hause kann.

[08.03.22, 09:11:30] Tine: Corona-Krisensituation im Krankenhaus. Sechs Schwestern und zwei Assistenzärzte fallen aus. Absolutes Besuchsverbot!

Und weil es noch nicht alles schlimm genug ist, teilt mir ein Mieter aus dem Mietshaus meines Papas mit, dass Wasser durch die Decke tropft. Ich gehe zum Haus meines Papas und könnte heulen. Ein Rohr ist gerissen, Zwischendecken müssen aufgenommen werden, damit man an das Rohr zur Demontage herankommt. Toll. Gerade jetzt! Wo man eh keinen Handwerker bekommt und gefühlt alle Corona haben oder über kein Personal verfügen.

[08.03.22, 09:12:50] Britta: Dann sollen sie Papa heute entlassen, wenn es geht.
[08.03.22, 09:16:56] Britta: Tinchen, magst du im Sanitätshaus mal anrufen wegen Pflegebett?

[08.03.22, 09:20:44] Tine: Er wird heute nicht entlassen. Der Arzt meinte, dass er es nicht tun wird, solange er das Gefühl hat, dass wir dann in den nächsten 24 Stunden gleich wieder das Krankenhaus anrufen.
[08.03.22, 09:22:53] Tine: Wir haben eben Papa angerufen. Er hat es mit Fassung getragen. Das Gespräch wurde aber unterbrochen. Vielleicht war sein Forfait wieder alle?
[08.03.22, 09:28:29] Tine: Ich darf nicht in die Klinik. Weder heute noch morgen. Der Arzt ruft heute Nachmittag noch einmal an.
[08.03.22, 09:29:09] Tine: Ich habe Papa versprochen, dass ich so lange bleibe, bis er aus dem Krankenhaus entlassen wird.

[08.03.22, 17:36:27] Britta: Papa hatte das Handy abgegeben, damit es zu Hause aufgeladen wird. Er hat das wohl ein bisschen durcheinandergebracht, dass wir es ja immer online aufladen. Markus ist gerade bei ihm. Er fand, dass Papa ganz gut aussieht. Er wird auch nicht beatmet. Papa hat sich über seinen Besuch jedenfalls gefreut. Endlich mal Besuch, meinte er. Danke, Katschebum, fürs Aufladen. Meine Telekom-Aktie steigt wieder. ☺

[08.03.22, 17:42:16] Tine: Der Arzt hat wieder angerufen. Papa kabelt sich immer selbst ab und stellt das Atmungsgerät aus. Das Klinikpersonal verzweifelt ein wenig an ihm … Wenn der Oberarzt morgen früh wieder da ist, wird beschlossen, wann er wieder rauskommt.

09.03.2022 – 17.05.2022   (zu Hause)

[09.03.22, 09:31:43] Kathrin: Papa kommt heim

Drei Worte: Papa kommt heim.

Was bedeutet das jetzt? Der Arzt hat meinen Vater auf unseren Wunsch hin aus dem Krankenhaus entlassen. So steht es auch wortwörtlich im Entlassungsbericht des Krankenhauses. Und es stimmt auch. Sowohl Papa als auch wir wollen nach so vielen Krankenhausaufenthalten, bei denen wir ihn nicht besuchen konnten, dass er endlich nach Hause kommt.

Tine telefoniert mit dem Arzt. Sie bestätigt ihm gegenüber noch einmal unseren Entschluss, Papa unbedingt nach Hause holen zu wollen und ihn zu pflegen. Der Arzt erklärt ihr, dass mein Vater sich immer abstöpselt und keine Sauerstoffmaske mehr tragen will, obwohl er lediglich eine Sauerstoffsättigung von 85% aufweist. Papa möchte nicht mehr an den Geräten angebunden sein. Mein Vater hat bis zum Schluss auch einen Harnkatheter gehabt, ist aufgrund des Nur-Liegens im Krankenhaus wenig mobil. Er ist kaum transportfähig, so dass er liegend nach Hause gebracht werden muss.

Papa hat zwar die TAVI-Prozedur an der Aortenklappe gut überstanden, aber seine anderen Herzklappen arbeiten ebenfalls nicht und müssten behandelt werden, übers Clip-Verfahren. Dieser Eingriff wäre aber aufgrund des gegenwärtigen reduzierten Allgemeinzustandes jetzt nicht gleich zu empfehlen. Der Arzt weist daraufhin, dass sich zu Hause der Zustand verschlechtern könnte. Er empfiehlt uns, den SAPV (spezialisierte ambulante Palliativversorgung) für die Hilfe zu Hause hinzuzuziehen.

Tine ist von den Worten des Oberarztes sehr angetan. Die letzten Tage und heute hat sie, auch wenn es nur am Telefon war, gespürt, wie wichtig ihm sein Job ist und dass er sich Gedanken macht wegen Papa, wie es mit ihm zu Hause weitergeht. Er ruft zu Hause bei uns an, nicht umgekehrt. Außerdem erklärt er alles so, dass man es versteht, nimmt sich Zeit und beantwortet alle Fragen. Dabei vermittelt er alles ruhig und empathisch.

Mein Vater hat zu Hause Edoxaban und sechs Monate lang Clopidogrel (beides sind Blutverdünner) und vier Wochen lang ASS einzunehmen. Der Blutverdünner ist verantwortlich dafür, dass das Blut durch das körperfremde Material aufgrund der künstlichen Klappe nicht verklumpt.

Mein Vater wird nachmittags von einem Krankentransport nach Hause gebracht.

Meine Mutti und Tine sind zu Hause und empfangen ihn. Kathrin kommt morgen aus Berlin und ich flitze auch schnell zu meinem Elternhaus, um Papa zu begrüßen. Er freut sich, sitzt in seinem Fernsehsessel und sieht gut aus.

Wir erzählen mit ihm und sind alle gut drauf. Es wird schon irgendwie weitergehen. Das Wichtigste ist, dass Papa zu Hause ist. Wir haben das Gefühl, dass er nach diesen vielen Krankenhausaufenthalten, Verzögerungen und Auf- und Abstimmungen nicht einen Tag länger hätte im Krankenhaus bleiben können.

Im Hinterkopf schwirrt trotzdem der Hinweis des Arztes, dass wir einen SAPV einbinden sollten. Der Arzt selbst hätte diesen bei der Krankheit seiner Mutter hinzugezogen und war damit sehr zufrieden. Für diesen Hinweis sind wir dem Arzt zunächst dankbar, ahnen aber noch gar nicht, wie wichtig diese Anregung für die weiteren Wochen für uns wird. Irgendwie wirken Empfehlungen von Ärzten, wenn sie sagen, dass sie es auch bei ihren Angehörigen so machen würden, verbindlicher. Rational betrachtet ist das natürlich Quatsch. Aber wenn ein Arzt sagt: „Wenn es meine Mutter oder mein Vater wäre, würde ich an Ihrer Stelle ..." Das hatte ich auch schon so bei dem Hinweis von Frau Dr. Neumann im Klinikum West empfunden, als sie uns am 23.12.2021 riet, unseren Vater unbedingt noch am selben Abend zu besuchen.

Da hatte sie auch gesagt: „Wenn es mein Vater wäre....".

Wir drei Schwestern sprechen uns ab, wer wann bei unseren Eltern zu Hause ist.

Tine ist bis Sonntag, den 13.03.2022, zu Hause. Dann will sie wieder nach Paris zurück, weil sie ihr Studium der Innenarchitektur fortsetzen muss. Kathrin soll vom 13.03.2022 bis zum 17.03.2022 kommen und ich übernehme ab dem 18.03.2022.

Tine kümmert sich

Tine hat in den folgenden Tagen gut zu tun mit unserem Papa:

[10.03.22, 16:48:39] Tine: Ich habe mit Papa gesprochen, wie er sich die Zukunft vorstellt und was ihm lieb wäre, im Falle eines Rückfalls. Er will nicht wieder ins Krankenhaus, will auch nicht mehr operiert werden. Er meint, dass sein Körper jetzt verbraucht ist. Ich habe ihm vom SAPV berichtet, um Mutti im Ernstfall nicht allein zu lassen. Er würde dem zusagen; kann sich das gut vorstellen. Nun soll er erst einmal mehrmals drüber schlafen, bevor wir noch einmal darüber reden. Er weiß, dass er keine zehn Jahre mehr leben wird, aber rechnet auch nicht damit, dass er in den kommenden Wochen Probleme bekommen könnte.

[10.03.22, 17:10:29] Britta: Ist doch gut. Wenn er uns seine Wünsche mitteilt, ist das okay. Wir sollten trotzdem so normal und schön wie möglich zusammen mit ihm und Mutti umgehen. Wir können nicht planen, sollten aber Plan A und B trotzdem im Hinterstübchen haben. Also kein Krankenhaus und wenn es schlechter wird, dann SAPV. Das müssten wir mit Dr. Oswald besprechen. Ich finde es gut, Tine, dass du mit Papa darüber gesprochen hast. Wir sollten die Zeit mit unseren Eltern nutzen. Kein Streit. Viel Harmonie.

[10.03.22, 18:07:45] Tine: Es ist zum Verzweifeln! Ich komme nicht an Papas Medikamente ran. Die Ärztin und die Schwestern sind völlig überfordert. Die Apotheke hat noch keine Anweisungen bekommen. Ich soll mich morgen wieder
melden. Und Papa friert und will schon ins Bett ☹

Die Nacht vom 12. zum 13.03.2022 ist für Tine auch nicht viel besser.

[12.03.22, 11:29:31] Tine: Guten Morgen! Diese Nacht war etwas anstrengend. Papa musste alle dreiviertel Stunde auf Toilette. Und wenn's bei ihm ruhig war, ist Mutti rumgegeistert. Sie ist letztendlich nicht vor 0:30 Uhr ins Bett gekommen. Papa hat sehr viel in der Nacht gehustet, so dass ich mehrmals hoch gegangen bin, um nachzusehen. Aber er meinte, dass alles in Ordnung sei. Er hätte nur die Schlafseite gewechselt. So richtig erholt sah er heute Morgen deshalb auch nicht aus. Er genießt aber immer das Duschen, hat mir dabei aber noch einmal in Erinnerung gerufen, dass er bei den Urnengräbern in Bad Doberan begraben sein möchte. Dabei geht es ihm nach dem Frühstück eigentlich immer wieder relativ gut. Ich habe ihn gewogen, weiß aber nicht, wie ich den Wasserwert messen kann. Angeblich hat er seit Mittwoch fünf Kilogramm abgenommen. Wie konnte er 77 kg wiegen??? Das muss doch ein Fehler gewesen sein. Ich habe das Gefühl, dass sein Bauch bald platzt. Der Bauchnabel kommt jetzt richtig raus. Jetzt schläft er wieder, nachdem wir die Haare geschnitten haben. Mit Sport ist nicht viel drin. Küssi

Sie ist bei ihrer Abreise nach Paris so übernächtigt und auch verzweifelt, wie es für uns alle die nächsten Wochen weitergehen soll. Diese Nachtaktionen hält ja niemand lange durch.

Häusliche Begebenheiten

Die häusliche Situation im Elternhaus ist so, dass meine Eltern zwei Etagen im Haus haben und sich das Schlafzimmer oben befindet. Leider ist das Schlafzimmer meiner Eltern sehr eng.

Damit mein Vater Platz zum Aufstehen hat und mit seinem Rollator rangieren kann, haben wir das Ehebett aus dem Schlafzimmer aus der oberen Etage nach unten in ein Besucherzimmer getragen. Mein Vater schläft zunächst auf einem einzelnen Bett, welches vorher im Besucherzimmer stand. Er schläft somit auf der oberen Etage gerade alleine. Da Kathrin überall Bewegungsmelder angebaut hat, wird durch den Lichtstrahl auch das Besucherzimmer unten beleuchtet und man bekommt sofort mit, ob mein Vater oben irgendwie wach ist und wahrscheinlich auf Toilette möchte.

Tine und Kathrin sind in diesen Nächten also viel im Haus unterwegs, um Papa bei seinen Toilettengängen zu begleiten, da er nachts recht wackelig und schläfrig ist.

Kathrin ist dran

Kathrin übernimmt ab dem 13.03.2022 und berichtet:

> 14.03.22, 11:35:31] Kathrin: Heute Nacht war ich stündlich mit Papa auf dem Klo. Mutti hat davon fast nichts mitbekommen. Einmal war sie auch wach. Wahrscheinlich musste sie selber mal. Ansonsten ist das wirklich kritisch, ihn allein da oben rumgeistern zu lassen.

[14.03.22, 11:52:13] Tine: Das fand ich auch. Ich habe nach drei Nächten selbst ein großes Schlafdefitzit gehabt. Aber er will nicht runter. Selbst wenn wir das Bett wieder hochstellen würden, würde Mutti nicht (immer) aufwachen. Oder sie würde nicht mehr schlafen, was genauso kritisch wäre. Im Auto haben wir das Thema "Krankenbett" noch einmal angesprochen. In einem gewissen Sinne müsste man ihn dazu bringen zu akzeptieren, dass er nachts einfach in die Windel pullert oder sich die Ente anlegt. Da er aber vor allem in der Nacht verstärkt dement wirkt, wird das sehr schwierig werden, solange er es selbst aus dem Bett schafft. Man kann ihn doch schlecht hochstellen und Gitter drum machen??? Ich glaube, dass er sich dann selbst aufgeben würde und komplett bettlägerig würde. Im Moment macht er das ja alles im Grunde für Mutti, um seine Selbstständigkeit und Würde zu behalten. Also redet nicht in seinem Beisein von " trockenlegen", bitte. Es ist echt verdammt schwer ☹

15.03.22, 09:03:42] Kathrin: Das ist alles ein Mist. Heute Nacht ist Papa zweimal mitsamt Rollator nach links gestürzt. Einmal hat er mich fast mit umgerissen. Nachts ist er viel wackliger als tagsüber, und er kann nicht allein zur Toilette. Ich mache mir da große Sorgen, wenn Mutti mit ihm allein ist. Sie hört ihn nicht.

[15.03.22, 09:18:38] Tine: Nein, Mutti ist mittlerweile genauso taub wie Papa und vor allem selbst total erschöpft. Sie braucht den Schlaf. Nicht nur, dass Papa wackeliger auf den Beinen ist, er ist auch geistig weniger auf der Höhe als am Tag. Bis jetzt findet er den Weg …

Kathrin ist eigentlich den ganzen Tag mehr oder weniger mit Papa und dem Haushalt beschäftigt, obwohl meine Mutter auch schon viel hilft. Aber irgendwie liegt ständig etwas an. Arbeiten tut sie nachts. Um ihren Stress abzubauen, stopft sie haufenweise Knusperflocken und After Eight in sich hinein.

Am 16.03.2022 kommt der Hausarzt meines Vaters vorbei. Unter vier Augen spricht er mit Kathrin und sagt ihr, dass mein Vater sich voraussichtlich nicht mehr erholen wird. Dass er nachts so oft auf Toilette muss, liegt am schwachen Herzen. Er gibt uns noch den Tipp, das Kopfteil höher zu stellen und nachts einen Toilettenstuhl, welcher neben dem Bett steht, zu nutzen.

Herr Dr. Oswald hat sich die gesamten letzten Monate viele Gedanken um meinen Vater gemacht. Er selbst hatte sich den Arm schwer verletzt, als er beim Schneeschippen gestürzt ist, und hinzu kam noch sein eigener, sehr schwer verlaufender Corona-Infekt. Und trotzdem hat er humpelnd und kriechend Hausbesuche gemacht. Mag sein, dass dies normal sein sollte für einen Hausarzt, aber so haben wir dies nicht gesehen und sind voller Anerkennung für ihn.

Wir kontaktieren erstmalig den SAPV

Dr. Oswald selbst ist auch Palliativarzt, äußerte aber gleich, dass er eine Versorgung, wie es ein SAPV-Team macht, nicht leisten könnte. Er hat als Hausarzt einfach zu viele Patienten und seine Schwestern sind mehr als ausgelastet, was die derzeitige Situation mit Corona, Abstrichen, Kontrollen, komplizierten Terminvereinbarungen usw. nicht gerade vereinfachte.

Er stellt uns eine Überweisung für den SAPV aus.

Und das ist der Moment, ab welchem wir uns als Familie wirklich mit diesem Thema ernsthaft auseinandersetzen.

SAPV – was bedeutet das?

Gut, der Buchstabe P steht für palliativ, und ich hatte das bisher so verstanden, dass es eine stationäre Sterbebegleitung wäre, aber eine häusliche Begleitung?

Ich frage bei einer Freundin, die Frauenärztin ist, nach, ob sie einen guten „SAPV" kennt.

Sie schickt mir einen Link von einem Palliativnetz. Auch Kathrin erkundigt sich bei ihrer Freundin, die bei einer Allgemeinmedizinerin arbeitet, nach einem SAPV. Auch sie gibt uns denselben Link, wie ich ihn schon hatte.

Wir googlen …

„SAPV ist die spezialisierte ambulante Palliativversorgung und dient dem Ziel, die Lebensqualität und die Selbstbestimmung schwerstkranker Menschen zu erhalten, zu fördern und zu verbessern und ihnen ein menschenwürdiges Leben bis zum Tod zu ermöglichen. Dabei stehen das Erkennen und Lindern von Schmerzen und Symptomen sowie eine psychosoziale Begleitung der Patienten und Angehörigen im Vordergrund. Anspruch auf SAPV besteht zu Hause, im Pflegeheim oder im stationären Hospiz".

Ich schlucke. Mir kullern sofort die Tränen bei diesen Worten.

Ist es wirklich mit Papa so schlimm? Hat der Oberarzt im Krankenhaus vielleicht übertrieben?

Ich lese weiter …

Wer benötigt SAPV?

„Das Angebot richtet sich an Patienten im fortgeschrittenen Stadium einer unheilbaren Erkrankung. Neben einem Krebsleiden können aber auch Herz-, Lungen- und Nervenerkrankungen zu einer Versorgung führen. Dem Patienten soll durch diese spezialisierte Betreuung, unter Einbezug seiner Bezugspersonen und ambulanten Partnern (Hausarzt, Pflegedienst, ambulanter Hospizdienst, u.a.) eine Versorgung im gewohnten häuslichen Umfeld ermöglicht werden. Das Angebot wird immer an den bestehenden Hilfsangeboten und den Bedürfnissen des Patienten sowie dessen Bezugsperson ausgerichtet."

Es klingt alles irgendwie sehr traurig und ernst und ich will das eigentlich alles nicht lesen und verarbeiten.

Ich lese mir den Lebenslauf des für uns wahrscheinlich zuständigen Palliativarztes durch und staune. Seine Vita reicht für drei Leben aus.

Am 16.03.2022 kommt, nachdem Dr. Oswald das Palliativnetzwerk mit eingebunden hat, eine Krankenschwester namens Sandra vorbei. Sie nimmt sich Zeit, um alles mit meiner Mutter, meinem Papa und Kathrin zu besprechen.

Sie veranlasst, dass mein Vater ein Pflegebett, einen Rollstuhl und einen Toilettenstuhl bekommt.

Mein Vater beäugt sie kritisch und nennt sie fortan die „Abkratzhilfe". Dieses sagt er auch im Dabeisein von Sandra, die es schmunzelnd aufnimmt.

Am 17.03.2022 kommen dann auch die Hilfsmittel und wir stellen fest, dass das Pflegebett gerade so noch ins Schlafzimmer passt. Mein Vater mag das Bett schon vom Ansehen her nicht, weil es ihn natürlich ans Krankenhaus erinnert. Der Herr vom Sanitätshaus erklärt die Funktionsweise des Bettes und auch, dass wir das Gitter an den Seiten hochstellen können.

Im ersten Moment denke ich, dass der ja wohl spinnt. Ich sperre doch nicht meinen Vater wie ein Tier ein. Irgendwann später muss ich es dann aber doch tun, und dieser Moment tut weh.

Ich bin dran

Am Freitag, den 18.03.2022, habe ich dann meinen ersten Sonderurlaubs- und „Papa-Tag", wie ich es dann die nächsten Wochen immer nenne. Irgendwie klingt das netter, als „Sonder" oder „Pflege".

Es ist angenehm zu wissen, dass ich im Gegensatz zu Kathrin nicht den Arbeitsdruck habe.

Ich habe zuvor bei meinem Arbeitgeber angefragt, ob ich unbezahlten Urlaub für die Pflege meines Vaters nehmen kann. Unser Geschäftsstellenleiter teilt mir mit, dass ich zehn Tage Sonderurlaub bekäme. Eventuell würde ich vielleicht sogar insgesamt zwanzig Tage bei voller Bezahlung gewährt bekommen, aufgrund von Corona-Sonderregelungen, die bis zum 31.03.2022 gelten würden.

Ich bin froh. Erstmal zehn Tage Sonderurlaub. Das ist eine große Hilfe.

Alles geht recht unkompliziert und schnell. Ab dem 18.03.2022 kann ich den Sonderurlaub antreten. Als Nachweis reicht die Bescheinigung über den Pflegegrad meines Papas aus. Des Weiteren muss ich noch einen Vordruck ausfüllen, warum, wieso, weshalb die Pflege erforderlich ist.

Zunächst denke ich, dass dies eine Sonderreglung nur für Beamte ist, aber es gibt sie gesetzlich auch für alle anderen Berufstätigen. Die Pflegezeit kann für maximal sechs Monate beantragt werden. In dieser Zeit ist die Pflegeperson in der Regel ohne Gehalt, von der Arbeit freigestellt. Wenn man kein Gehalt bekommt in dieser Zeit, wird Pflegeunterstützungsgeld in Höhe von 90% des ausgefallenen Nettoarbeitsentgelts als Lohnersatzleistung bei der Pflegekasse des Pflegebedürftigen beantragt. Sozialversichert ist man dann auch.

Ich glaube, viele Menschen wissen nichts von diesen Möglichkeiten und lassen es ungenutzt. Wie gerne würden oder hätten sie sich vielleicht auch die letzten Monate und Wochen um ihre Angehörigen gekümmert. Stattdessen plagen sie sich später mit Gewissensbissen, sind traurig und werden krank.

Da viele Pflegeheime und Pflegedienste coronabedingt keine Kapazitäten für die Neuaufnahme von Patienten hatten, wurden Corona-Sonderregelungen getroffen

(Familienpflegezeit). U. a. erhält man dann als pflegender Angehöriger ein Pflegeunterstützungsgeld bis zu zwanzig Arbeitstage. Der Antrag selbst muss auch nicht mehr acht Wochen vor Antritt, sondern kann kurzfristig zehn Tage vor Beginn der Pflege beim Arbeitgeber eingereicht werden.

Es gibt noch weitere Regelungen, wie die Freistellung in der letzten Lebensphase bei Minderjährigen, oder wenn man verkürzt arbeiten möchte und jemanden pflegen muss.

Mit der Buchhalterin vom Unternehmen, in dem ich bis zum 17.03.2022 geprüft habe, spreche ich ab, dass ich trotz Sonderurlaubs arbeiten werde und gucken muss, wie sich alles entwickelt zu Hause bei meinen Eltern. Sie selbst hat ihren Mann und ihre Mutter bis zum Tod gepflegt und ich muss staunen, wie sie darüber erzählt und alles mit Fassung trägt.

Am 17.03.2022 kommt der Palliativarzt Dr. Hartung vorbei und guckt sich meinen Papa an. Er empfiehlt, zwei weitere Medikamente einzunehmen, wovon eins für Wasserableitung zuständig ist und das andere den Appetit meines Vaters anregen soll. Papa soll mehr Eiweiß essen, gerne auch täglich ein Ei. Wir sollen Papa nicht ständig zum Trinken animieren. Nur so viel, wie Papa mag. Papas Insulin muss unbedingt im Kühlschrank lagern, da sonst die Wirkung nicht gewährleistet ist. Zum Schlafen soll er möglichst die Füße höher lagern als den Rest des Körpers.

Der 18.03.2022 fängt für mich eigentlich gut an. Ich fahre meinen Papa eine große Runde mit dem Rollstuhl durch die Gegend, wir quatschen ganz viel, und anschließend setzen wir uns in den Strandkorb im Garten.

Ich lerne Sandra das erste Mal kennen. Ich finde sie sofort sympathisch. Sie ist nicht nur freundlich, sondern auch hübsch und einfühlsam. Sie strahlt – trotz ihres schweren Jobs – Frische aus.

Sie möchte nach meinem Vater sehen und wir gehen auf die Terrasse. Mein Papa schläft im Strandkorb.

Als ich ihn da so schlafen sehe, kullern mir die Tränen. Er sieht friedlich und zufrieden aus, aber mir wird die ganze Situation gerade so sehr bewusst. Sandra streichelt meinen Arm und sagt, dass sie für uns da ist. Ich teile ihr meine Ängste und Sorgen mit. Erzähle ihr davon, wie furchtbar es war, als mein Vater blau anlief und so starke Atemnot hatte und dass ich das nicht noch einmal erleben möchte.

Sie beruhigt mich und erklärt, dass das nicht sein muss. Mein Vater muss keine Schmerzen haben.

Wir können sie Tag und Nacht anrufen. Sie hilft immer so, wie es Papa gerade braucht.

Anschließend gibt sie mir einen Flyer mit und empfiehlt mir, diesen zu lesen.

„Die letzten Wochen und Tage

Eine Hilfe zur Begleitung in der Zeit des Sterbens"

Ich bringe meinen Vater Freitagabend noch ins Bett und berede mit meiner Mutter, ob sie sich das Wochenende mit Papa zutrauen würde.

Sie bejaht dies. Am Sonntag wollen die Geschwister meines Vaters zu Besuch kommen, was meinen Papa ablenken wird.

Wenn meine Mutti und mein Papa vielleicht mal allein sind, denke ich, ist es nach diesen ganzen schweren Tagen vielleicht gar nicht so verkehrt.

Ich weiß, dass wir Schwestern es mit meinen Eltern zwar grundsätzlich alles gut meinen, aber wir neigen alle drei auch dazu, meine Mutter zu bevormunden. Wir denken, dass wir alles viel besser können und wissen als sie. Das ist für meine Mutter auch nicht immer einfach. Sie ist dann nervös und gereizt. So oft habe ich schon bemerkt, dass meine Eltern, wenn sie allein sind, oftmals viel besser auskommen, als wenn wir Kinder dabei sind. Ob meine Mutter sich dann beobachtet oder unter Druck gesetzt fühlt? Ich weiß es nicht.

An dem Tag zuvor, als das Pflegebett gebracht worden ist, zoffen sich meine Mutter und Kathrin so sehr, dass meine Schwester sich ein Taxi nimmt, um zum Bahnhof zu fahren (eigentlich soll meine Mutter sie dort hinfahren).

Es geht eigentlich zunächst nur um das Pflegebett und eskaliert dann aber irgendwie. Ich selbst habe vorher auch zu dem Streit beigetragen, als meine Mutti äußert, dass sie nicht will, dass mein Vater zu Hause im Schlafzimmer stirbt. Sie würde dann nie wieder das Schlafzimmer betreten, da sie immer daran erinnert werden würde.

Kathrin und ich reden dermaßen auf meine Mutter ein, dass wir sie nicht verstehen und dass Papa dann halt zu mir nach Doberan kommt. Er braucht, egal, was passiert, nicht mehr in ein Krankenhaus.

Ich glaube, auch im Nachhinein betrachtet, dass meine Mutti einfach auch Angst hatte vor dem, was auf sie zukommt. Sie dachte, sie schafft das nicht, weil sie ja auch selbst nicht gesund war.

Und Kathrin und ich sind aufgebracht, weil mein Vater nach so vielen Wochen Kampf es ja nun wirklich verdient hat, zu Hause zu sein. Er braucht doch wieder seine vertraute Umgebung. So richtig wissen wir ja auch nicht, was uns die nächsten Wochen erwartet.

Meine jüngste Tochter Alina ist an diesem 17.03.2022 dabei und schimpft im Nachhinein mit mir, wie Kathrin und ich Oma zurechtgewiesen haben.

Es ist für uns alle nicht einfach. Wir haben nun so viele Wochen mit Papa gekämpft und irgendwie liegen die Nerven ein wenig blank.

Mein Papa bekam von diesem Streit auch einiges mit, was er mir auch am nächsten Tag erzählt. Das ist nicht schön und tut mir leid.

Insofern beschließe ich dann am 18.03.2022, wieder Ruhe reinkommen zu lassen. Wenn wir uns nicht zerfleischen wollen die nächsten Wochen, dann müssen wir unsere Taktik umstellen.

Insofern schreibe ich in die „Sisters"-WhatsApp-Gruppe auch folgendes:

18.03.22, 19:57:12] Britta: Katschebum, was ist bei deiner Untersuchung heute rausgekommen? Augen noch drin? 😝 Bei Mutti und Papa war heute alles gut und entspannt. Bin 1,5 Stunden mit Papa mit dem Rollstuhl gefahren, dann haben wir uns in den Strandkorb gehauen. Papa war ganz viel mit dem Rollator und Gehhilfe unterwegs. Er hat auch nicht geschlafen zwischendurch. Aber er hustet extrem. Schwester Sandra habe ich auch kennengelernt. Die ist echt toll. Habe sie auch mal unter vier Augen gefragt, wie es weitergeht. Sie helfen bis zum Schluss. Immer so, wie es der Patient braucht. Bis er friedlich einschläft. Habe eine Broschüre von ihr erhalten. Zum Online Seminar „Letzte Hilfe" habe ich mich auch angemeldet. Wir sollten auch nach Swinemünde fahren, sollten aber zusammen mit ihr gucken, wie es Papa nächste Woche geht. Also insgesamt war ich heute ganz zufrieden. Morgen lass ich die beiden alleine. Ich glaube, das brauchen sie ☺, Sonntag kommen Tante Irmtraud und Tante Rita. Montag stehe ich dann wieder auf der Matte.
Küssi & schönes Wochenende

[18.03.22, 20:24:51] Britta: Ja, habe ich schon gehört. Hat Papa auch leider alles mitbekommen. Wir müssen irgendwie ruhiger werden, sonst machen wir uns kaputt. Alina hat ja gestern beobachtet, wie wir uns gestritten haben mit Mutti. Und sie hat uns kritisiert. Gestern Abend haben wir noch beim Abendbrot diskutiert. Ricky konnte auch viel dazu beitragen, weil sie einiges in der Schule behandelt haben über diese Themen. Ich habe heute die Tipps meiner Töchter versucht umzusetzen und es funktionierte tatsächlich. Unsere Nerven sind halt runter. Es sind die Gesamtumstände gerade. Nur Mist, egal wo. Wenn wir diese schwere Zeit durchstehen wollen, dann müssen wir entspannter werden. Nutzt also das Wochenende. Erholt euch, habt schöne Stunden, trefft euch mit Freunden und werdet wieder fröhlich. Das ist wichtiger als alles andere. Um die Anträge und Gelder kümmere ich mich nächste Woche. Step by Step. Und alles in Ruhe. Mal gucken, ob es klappt.

[18.03.22, 20:57:08] Tine: Klingt alles ziemlich traurig ☹. Ja, versucht zu entspannen. Die Situation ist wirklich sehr anstrengend. Schön, wenn die Mädels mit Rat helfen können. Man klammert sich ja jetzt an allem fest. Kopf hoch! Bin stolz auf euch ☺

Die einzige Sorge, die ich aber für dieses Wochenende habe, ist, dass meine Mutter selbst nicht mehr gut hört, nachts schläft und unserem Vater nicht rechtzeitig helfen kann bei seinen Toilettengängen.

Ich will es ausprobieren und vereinbare mit meiner Mutter, dass sie sich melden soll, wenn etwas ist.

Auseinandersetzung mit dem Thema Pflege und Sterben

Am Wochenende überlege ich, wie es weitergehen soll. Wir müssen besonnener werden.

Ich denke, dass unsere Nervosität und Überforderung auch damit zusammenhängen, weil wir verunsichert sind. Wir haben alle Angst vor den nächsten Wochen. Und dieses liegt vielleicht auch daran, dass wir medizinisch nicht vorgebildet sind und glauben, etwas falsch zu machen.

Außerdem haben wir alle noch niemanden sterben sehen. Allein schon dieser Gedanke versetzt einen in Panik. Ich gucke im Internet, ob es in der Nähe von unserem Wohnort einen Kurs zur „Pflege- und/ oder Sterbebegleitung" gibt. Natürlich nicht, und wenn, wegen Corona gerade nicht.

Ich frage bei zwei verschiedenen Anbietern nach, ob ich am Online-Seminar teilnehmen kann. Die Kurse gehen zwei Tage. Als Antwort bekomme ich, dass ich den Kurs im Juni besuchen kann.

Das ist doch alles Mist, denke ich. Es ist März. Wieso gibt es so weinig Kurse? Ich bin doch nicht die Einzige, die gerade Hilfe braucht.

Ich möchte vorbereitet sein auf die nächsten Wochen. Deswegen nehme ich mir Sandras Heftchen zur „Hilfebegleitung in der Zeit des Sterbens" zur Hand. Es fällt mir schwer. Ich möchte dieses ganze Thema so gerne von mir wegschieben, aber das wäre naiv von mir. Ich hoffe innerlich so sehr, dass alles noch gut werden wird.

Ich erfahre, dass der Weg des Sterbens für jeden Menschen sehr unterschiedlich ist.

Für manche ist es schwer, sich von ihrem Körper zu lösen; sie brauchen vielleicht Monate, Monate der Pflege und Zuwendung. Für manche ist es einfacher. Es ist wichtig, dass man dem sterbenden Menschen die Zeit lassen soll, die er braucht, um seinen Weg des Sterbens zu gehen. Dieser muss nicht mit unseren Vorstellungen vereinbar sein.

Viele Sterbende ziehen sich in ihrer letzten Lebenszeit von der Außenwelt zurück, schlafen und ruhen viel. Sie haben kein Interesse an der Zeitung oder am Fernsehen, möchten keinen Kontakt mehr mit Bekannten oder Nachbarn. Sie wollen nur noch wenige, ihnen vertraute Personen um sich haben, manchmal auch alleine sein. Viele halten Rückblicke auf ihr Leben, ziehen Bilanz.

Sterbende wenden sich nach innen hin. Worte verlieren ihre Wichtigkeit. Still sein wird wichtiger. Zeitlosigkeit entsteht.

Als Begleiter soll man sich auf dieses schweigende Zusammensein einlassen. Wir können so die heilende Kraft der Stille erfahren und auch wir werden aus der Zeit unseres Alltags herausgehoben, dürfen teilnehmen an einer Art Zeitlosigkeit, in der wir einen Hauch von Ewigkeit erfahren.

„Wenn wir mit unseren Gedanken zu sehr in die Zukunft gehen – wie lange wir das noch mittragen können – so belastet uns dies mehr, als wenn wir uns vergegenwärtigen, dass wir für den jetzigen Moment die Kraft bekommen. Der jeweilige Moment ist leichter zu ertragen als die gedachte Zukunft."

Ich denke über diesen Satz nach. Ja, es stimmt. Wir sollten im Hier und Jetzt leben. Und ich muss lernen, den Tatsachen ins Gesicht zu schauen und nicht immer so naiv auf ein Wunder zu hoffen.

Ich lese weiter und fühle mich bestätigt, als ich lese:

„Wenn wir jemanden in der Zeit des Sterbens begleiten, kommen wir oft an unsere eigenen Grenzen der Belastbarkeit. Auch wenn Sie spüren, dass Sie mehr Kraft haben als Sie sich je vorgestellt haben, ist die Zeit auch für Sie schwer. Zum einen sind da die praktischen Fragen der Pflege, der Organisation – zum anderen die Ungewissheit, wie es weitergehen wird, die Ungewissheit, ob die eigene Kraft reicht, und die Angst vor dem Moment des Todes.

Außerdem wühlt das Sterben ja auch in uns vielfältige Gefühle der Trauer, der Angst, der Zweifel, der Wut und Ohnmacht auf. Oft gerät der Boden, der uns sonst getragen hat, ins Schwanken. Wir leben in einer ganz anderen Welt."

Im Weiteren wird auf Berührungen und das Essen und Trinken eingegangen.

Wenn jemand im Sterben liegt, verweigert er meist zuerst die Nahrung und dann das Trinken. Dieses sollte man als Begleiter dann akzeptieren. Es hat nichts damit zu tun, dass man jemanden dann verhungern oder verdursten lässt. Durch das Aufhören von Essen und Trinken verändert sich der Stoffwechsel des Sterbenden und es werden Stoffe im Körper freigesetzt, die eine lindernde Wirkung haben.

Wenn der Sterbende nicht mehr trinken und schlucken kann, ist es hilfreich, wenn wir ihm den Mund immer wieder befeuchten, z. B. durch Eiswürfel aus Tee oder durch einen feuchten Waschlappen, an dem er saugen kann.

Wenn jemand stirbt, schläft er meist viel und kann nur mühsam aus dem Schlaf geweckt werden. Er hat den Fuß sozusagen schon in einer anderen Welt. Dieses ist kein Zeichen von Ablehnung gegenüber dem Pflegenden, sondern der Sterbende verliert den Bezug zu unserer Realität. Es wird empfohlen, sich darauf einzulassen und an der Welt des Sterbenden teilzunehmen.

Der sterbende Mensch ist zu manchen Zeiten unruhig, zupft manchmal an der Bettwäsche rum und macht ziellose Arm- und Beinbewegungen. Manchmal schüttelt er mit den Fingern.

Alles sind Zeichen, dass er den Bezug zu dieser Erdenwelt verliert.

Er wird ruhiger, wenn wir an seinem Bett sitzen und er weiß, dass er nicht allein ist.

Es wird in der Broschüre darauf verwiesen, dass es schmerzlindernde Maßnahmen, wie z. B. Morphium gibt.

Zur Erhaltung von Wohlbefinden und Würde der Kranken ist es sowohl wichtig, dass die Haut gut gepflegt wird, als auch eine gute Lagerung, die auf die Bedürfnisse des Sterbenden eingeht.

Es gibt Anzeichen, wie sinkenden Blutdruck, Puls- und Körpertemperaturveränderung.

Auch die Atmung verändert sich. Manchmal wird empfohlen, den Kopf höher zu lagern.

Der Hörsinn ist der letzte Sinn, der schwindet. Man soll in seiner Gegenwart so reden, wie man mit ihm reden würde, wenn er bei Bewusstsein wäre.

Wenn man dem Sterbenden noch Wichtiges mitteilen möchte, soll man dieses tun. Es ist nicht zu spät.

Anzeichen des nahen Todes sind:

- Die Augen sind offen oder halboffen, aber sehen nicht wirklich. Es ist vielmehr so, als ob sie in die Ferne schauen.
- Der Mund ist offen
- Die Körperunterseite, die Füße, Knie und Hände verfärben sich dunkler.
- Der Puls wird schwächer.
- Die Pupillen reagieren immer weniger auf Lichteinwirkung.
- Es liegt Teilnahmslosigkeit vor, keine Reaktion mehr auf das Umfeld.

Als Angehöriger darf man sich keine Vorwürfe machen, wenn man im Moment des Sterbens gerade nicht da ist, weil man z. B. sich etwas zu trinken holt.

Dem Sterbenden fällt es in diesem Moment dann vielleicht sogar leichter, sich von dieser Welt und den geliebten Menschen zu lösen.

Wenn jemand gestorben ist, soll man auch nicht gleich aktiv werden. Man kann die Stille und Besonderheit dieses Augenblicks auf sich wirken lassen.

Vielleicht mag man beten, einen Psalm oder Gedicht aufsagen. Jeder sollte selbst spüren, was für ihn passt. Man kann sich bei dem Sterbenden bedanken oder ihm sagen, dass er nun frei ist, erlöst von seinem Leiden. Man soll sich Zeit lassen und die Gefühle freilassen.

Unmittelbar vor der Leichenstarre ist es einfacher, den Verstorbenen zurechtzumachen, wie z. B.

- Legen sie den Verstorbenen mit erhöhtem Kopf hin
- Tun sie vorsichtig die Zahnprothese wieder in den Mund. Wenn sie das Gefühl haben, dass es zu gewaltsam ist, die Zahnprothese einzusetzen, können sie es auch lassen
- Schließen sie behutsam die Augenlider und den Mund. Oftmals öffnen sich diese jedoch wieder selbständig, weil keine Muskelaktivität mehr vorhanden ist. Möglicherweise erschreckt sie dies zunächst, aber vielleicht können sie sich daran gewöhnen und als Zeichen großer Entspannung sehen. Sonst können sie feuchte Wattebällchen für ca. eine Stunde auf die Augenlider oder ein kleines Handtuch rollen und unter das Kinn legen

Manchmal entleert der Verstorbene noch einmal willenlos die Blase oder den Darm. Es ist eine reine Körperfunktion und hat mit dem Menschen als Person an sich nichts mehr zu tun.

Man kann selbst den Verstorbenen noch einmal waschen oder ihn anziehen oder man lässt dieses durch das Beerdigungsinstitut machen. Es sollen Sachen sein, die der Verstorbene gerne getragen hat bzw. in denen er sich gerne sehen würde.

Es wird empfohlen, dass Zimmer herzurichten. Arzneien, Pflegemittel sind zu entfernen. Man soll Kerzen anzünden und möglichst frische Blumen auf den Leichnam legen. Ihr Blühen und Verwelken sind ein Symbol für die Vergänglichkeit der äußeren Erscheinung.

Man soll sich Zeit für den Abschied nehmen. Man kann sich ans Bett setzen und versuchen, innerlich zur Ruhe zu kommen. Wenn man das Gesicht des Verstorbenen betrachtet, kann man vielleicht sehen, wie alle Anspannung gewichen ist und es Frieden ausstrahlt. Man soll mit dem Verstorbenen sprechen, wenn man das Bedürfnis hat. So begleitet man den Verstorbenen mit seinen Gedanken auf seinem für uns unsichtbaren Weg. Gemeinsame Erinnerungen und Begegnungen kann man Revue passieren lassen. Man kann den verlassenen Körper bewachen.

Ohne Schwierigkeiten ist es erlaubt, den Verstorbenen 24 Stunden in der Wohnung zu behalten, um Zeit zu haben, Abschied zu nehmen.

Für Menschen, die sich nicht vom Körper verabschieden können, weil sie nicht vor Ort sind, ist der Tod dann oft schwieriger zu begreifen. Es kann für sie hilfreich sein, ein Foto vom geliebten Menschen zu erhalten.

Ich muss oft weinen, als ich die Broschüre lese. Allein die Vorstellung macht mich schon traurig. Aber irgendwie fühle ich mich nun auch ein wenig besser vorbereitet.

Ich hatte eigentlich auch Tipps zur Pflege erwartet, aber das Heft geht wirklich nur auf die unmittelbare Zeit vor dem Sterben ein.

Am Sonntag treffe ich mich mit meiner Freundin Biggi.

Sie hat ja eine ähnliche Situation wie wir gerade. Ihre Mutter hat die Chemo und auch fast die Bestrahlung überstanden und soll nun zur Kur auf den Darß. Leider ist ihr Vater nun auch noch krank geworden. Sie hat es nicht einfach, beliest sich viel und ist ihren Eltern eine wesentliche Stütze, weil sie die Zusammenhänge zwischen Behandlung und Körperreaktion besser versteht. Das Wichtigste ist aber eigentlich die psychische Unterstützung, die sie gibt. Oftmals tauschen wir uns aus und fragen uns, wie es Menschen ergeht, die keine Angehörigen haben.

Auch sind wir beide uns darüber einig, dass wir Kinder es sind, die den Eltern nun helfen müssen. Wir sind in der Pflicht, uns um sie zu kümmern. Sobald man sich das einrichten kann, sollte man mit seinen Eltern vielleicht mal zu deren Ärzten mitgehen, sich den Medikamentenplan anschauen und prüfen, ob die Eltern alles richtigmachen oder wegen Tüddeligkeit nicht doch Fehler begehen.

Es könnte manchmal zu spät sein. Ich bereue es, nicht mit meinem Vater zum Kardiologen mitgegangen zu sein, um mal nachzufragen, ob man seine Herzschwäche nicht schon früher hätte operativ behandeln können.

Nicht immer ist es uns Kindern möglich, unsere Eltern zu unterstützen. Wir haben meist unsere eigene Welt. Wir wohnen nicht vor Ort, haben mit Job, Kindererziehung und Haushalt selbst unser Päckchen zu tragen und sind froh, wenn es bei den Eltern „läuft".

Nicht jeder kann sich wie Biggi eine Auszeit von acht Monaten nehmen und hier vor Ort so lange bei den Eltern sein. Biggi erzählt mir, dass ihre Direktorin das auch nicht so sehr begrüßt, dass sie so lange vom Schuldienst wegbleibt. Sie selbst bekommt auch acht Monate lang kein Gehalt.

Aber das ist es ihr natürlich alles wert und ich bin mir sicher, dass ihre Eltern ohne Biggi die ganze, schlimme Zeit nicht bewältigt hätten. Biggi erklärt mir auch, was sie in ihrem PfiFf-Kurs gelernt hat. Ich nehme quasi Unterricht bei ihr. Sie empfiehlt mir auch, den Kurs selbst zu besuchen, aber ich bin mittlerweile so sehr in die Pflege meines Papas eingebunden, und die Kurse sind immer zu Zeiten, an denen ich nicht kann.

Sie stellt mir ihre Unterlagen zur Verfügung, und auch die lese ich noch am Sonntag durch. Dieses Mal geht es wirklich um die Pflege.

Ich erhalte Tipps zur Körperpflege, Ausscheidungen, Bewegungen, Mobilisation, Essen/Trinken, Krankenbeobachtung und vorbeugende Maßnahmen. Auch im Internet findet man Unmengen an wertvollen Tipps zum Thema Pflege und Sterbebegleitung. Man muss nur zulassen, dass man es lesen und wissen will.

Besuch auf dem Friedhof

Am Montag, den 21.03.2022, fahre ich motiviert zu meinen Eltern. Ich will möglichst positiv gestimmt auftreten. Meinem Papa geht es nicht so gut. Er wirkt müde, aber er möchte mit mir zum Friedhof. Er hat mir erzählt, dass er gerne auf dem Doberaner Friedhof in der Nähe von Peter B., seinem Abi-Freund. ein Urnengrab haben möchte.

Meine Mutter ist von dieser Idee nicht so begeistert. Sie möchte, damit wir Kinder es einfacher haben, dass sie und mein Vater auf eine Streuwiese verteilt werden. Die beiden haben sich in der Vergangenheit schon etliche Friedhöfe angesehen, konnten sich aber auf keinen einigen. Immer, wenn sie davon erzählten, hätte ich mir am liebsten die Ohren zugehalten. Ich mochte es nicht, wenn sie von ihren Friedhofsbesuchen erzählten. Irgendwann war das Thema dann aber doch mal wieder auf der Tagesordnung und ich habe ihnen unmissverständlich gesagt, dass ich möchte, dass sie in Doberan auf dem Friedhof begraben werden, weil es für mich praktischer ist und weil ich den Friedhof klein und schön finde. Mittlerweile waren mein Mann und ich nämlich auch schon mal zur Inspektion auf diesem Friedhof. Ich sage zu ihnen, dass ich einen Fleck Erde benötige, von dem ich weiß, dass sie genau dort sind, mit einem Stein, auf dem ihr Name steht. Ich mag da vielleicht altbacken sein, aber ich brauche einen konkreten Anlaufpunkt und möchte mit jemandem sprechen. Auf einer Wiese kann ich das nicht. Das finde ich unpersönlich. Irgendwann gab meine Mutti auch nach und akzeptierte es.

Papa und ich sind an diesem Montagmorgen also zum Friedhof unterwegs. Da sein Rollstuhl, welcher nicht nur schwer, sondern auch noch sperrig ist, nicht in meinen kleinen Beetle passt, fahre ich mit dem Auto meines Papas. Er freut sich darüber. Er mochte bis zum Schluss gerne Auto fahren, auch wenn wir Kinder und meine Mutti das kaum noch ansehen mochten, weil er langsam und mitten auf der Straße fuhr.

Sein Auto ist, wie immer, aufgeräumt und sauber. Es gibt Taschentücher, Parkgeld, Scheibenreinigungstücher, Warnweste … alles greifbar in der Nähe vom Cockpit. Bei meinem Mann im Auto finde ich sowas nie ☺.

Mein Vater teilt mir mit, dass er mit dem Auto schon zweimal in Paris war, dass er damit schon 119.000 Kilometer gefahren und dass es vierzehn Jahre alt ist. Er möchte so gerne, dass ein Enkelkind sein Auto übernimmt. Ich versuche ihm das auszureden, da weder die Berliner noch die Pariser Neffen ein Auto in der Stadt benötigen, und meine Mädels eher meinen kleinen Beetle übernehmen sollen als so ein großes Auto.

Wir kommen am Friedhof an.

Da der Friedhof auf einem Berg liegt, ist es mit dem Rollstuhl gar nicht so einfach diesen zu „erklimmen". An dem einen Eingang muss ich auch vorbeigehen, da dort ein Absatz ist, den ich mit dem Rollstuhl und meinem fünfundsiebzig Kilogramm schweren Papa nicht wuppen kann.

Wir gehen zum nächsten Eingang und auch da denke ich, dass dieser nicht gerade rollstuhlgerecht ist. Ich schiebe meinen Papa rückwärts über die Schwelle des Eingangs. Ein Rollstuhlfahrer allein kann meines Erachtens gar nicht auf dem Friedhof fahren. Er muss viel Kraft haben, um sich hoch zu manövrieren und er muss es mögen, den Rückweg wie auf einer Ski-Piste herunterrauschen zu wollen. Papa ist dick eingemummelt, während ich anfange zu schwitzen. Jemanden, der im Rollstuhl sitzt, einen Berg hinaufzufahren, ist wirklich schwierig. Eigentlich bin ich recht sportlich, aber diese Aktion kostet mich Kraft. Ich will nicht laut stöhnen, damit Papa kein schlechtes Gewissen bekommt, aber eigentlich ist mir nach lautem Keuchen.

Ich frage Papa, ob er weiß, wo Peter B. denn sein Grab hat. Er war bei der Beerdigung vor zwei Jahren dabei und müsste es ja wissen, denke ich. Mein Papa weiß es nicht mehr genau. Es ist einige Jahre her, und er meint sich erinnern zu können, dass es irgendwo auf dem Berg oben war. Ich schiebe meinen Vater kreuz und quer durch die Gegend. Mein Papa ist schon ein wenig unruhig, weil wir das Grab nicht finden. Es ist ihm irgendwie wichtig, spüre ich. Wir müssen letztendlich aufgeben und fahren einfach so hin und her.

Mein Papa ist fast ein bisschen aufgeregt. Er erzählt, welche Plätze er doch für ganz schön hält und welche wiederum nicht. Da es recht kühl ist und die Bäume noch alle kahl sind, wirkt der Friedhof heute nicht ganz so einladend auf mich.

Ich merke, dass es bei unserem heutigen Friedhofsausflug nicht nur um das Finden von Peter B.s Grab geht, sondern dass mein Vater auch wissen möchte, wo er einmal seine Ruhe finden wird. Mir kullern die Tränen. Mein Papa bekommt es nicht mit, da ich ihn ja in seinem Rollstuhl schiebe und dabei also hinter ihm gehe.

Mit einem Mal finde ich diesen Ausflug eher traurig, weil er mich daran erinnert, dass das Leben von Papa endlich ist. Ich mag mir gar nicht vorstellen, dass auch Papa hier einmal liegen wird.

Ich möchte es einfach immer nicht wahrhaben. Eltern haben die ganze Zeit zu leben. Gut, ich bin fast 50 Jahre alt und kann mich glücklich schätzen, dass ich überhaupt noch Eltern habe, aber warum tut man sich als Kind mit dem Gedanken so schwer, dass Eltern auch sterben dürfen und dann nicht mehr da sind. Bin ich naiv? Kann ich einen Tod nicht akzeptieren?

Wir sind fast zwei Stunden auf dem Friedhof. Papa muss pullern und da es kalt ist und er eine Jacke und Hose mit Gürtel trägt, bin ich wieder zu langsam beim rechtzeitigen Hose-Runterziehen. Mein Vater hat wahnsinnige Probleme zu stehen und schwankt. Er hat seine Beine so sehr eingeknickt, als wenn er Kniebeuge machen will.

Demensprechend fällt auch unser Malheur aus. Papas Hose, Schlüpfer, Schuhe und meine Hände sind wieder voll in Urin getränkt.

Egal, wir wollten eh gerade nach Hause. Auf der Rückfahrt ist jeder von uns in seinen Gedanken versunken. Ich bin traurig über die derzeitige Situation. Ich wünsche mir so sehr, dass Papa wieder gesund wird.

In den folgenden Tagen versuchen wir, alles in Ruhe zu machen. Immer so, wie es meinem Papa geht. Fühlt er sich gut, gehe ich mit ihm mit dem Rollstuhl spazieren. Wenn nicht, dann sitzen wir auch einfach nur im Strandkorb draußen. Wir genießen diese Zeit. Obwohl wir erst März haben, ist es schon sehr warm und wir haben einen schönen Blick in den Garten. Wir beobachten die Natur und hören die Vögel zwitschern. Papa ist selig darüber. Ich setze mich auch nicht mehr unter Druck, möchte nichts mit ihm schaffen, sondern lasse alles auf mich zukommen. Jeder Tag ist ein wenig anders.

Meine Mutti und ich haben uns ganz gut eingespielt. Wir müssen viel Wäsche waschen, weil die Toilettengänge sich immer als problematisch herausstellen. Da wir Pants für meinen Vater zunächst noch entwürdigend finden und er auch immer allein auf Toilette gehen möchte, finden wir uns damit ab, dass oftmals was danebengeht. Manchmal haben wir täglich drei Waschmaschinen mit Jogginghosen und Slips auf- und abzuhängen.

Ausflug zu Papas Geburtshaus

An einem Tag, an dem es Papa besser geht, fahre ich mit ihm zu seinem Geburtsort. Wir finden das alte Haus nicht sofort, weil in dem kleinen Dorf einige neue Häuser gebaut worden sind und es sich somit verändert hat.

Mein Vater erzählt von seinen Erlebnissen auf dem Bauernhof, dem ersten Bombenangriff auf Rostock, der Unterbringung der Flüchtlinge usw..

Er erzählt mal wieder von seinem ersten Lehrer Herrn Bolte in dem kleinen Dorf. Papa hat immer die falsche Hand beim Hitlergruß hochgenommen und dafür von Herrn Bolte eine Schelte bekommen. Die Kinder aus dem Dorf mussten Schützengräben bauen und militärische Übungen in einem in der Nähe liegenden Wald durchführten. Dort fahren Papa und ich auch hin und verbleiben dort eine Weile.

Wir fahren auch zum Geburtshaus meiner Mutti. Mein Papa erzählt wieder von seiner alten Story, als er meine Mutter das erste Mal nach Hause gebracht hat und beide kniehoch im Schlamm zum Gehöft gegangen sind. Das war nach einer Hochzeit eines Studienkollegen meines Vaters am 22.11.1963. Meine Eltern haben sich da kennengelernt.

Am 17.07.1964 haben meine Eltern dann geheiratet ☺.

Ich bemerke bei diesem Ausflug, dass mein Vater Orientierungsschwierigkeiten hat. Wir verfahren uns sogar ein paar Mal. Das wäre früher nie passiert.

Bisschen geschafft, aber irgendwie trotzdem selig, kommen wir zum Mittag wieder zu Hause an und meine Mutter schimpft mit mir, dass ich Papa überanstrenge.

Unser Alltag

Nachmittags spiele ich mit ihm Mühle und so eine Art Memory. Das Spiel hat Kathrin neu erworben. Es ist für ein Alter ab 6 Jahren, aber wir beide haben trotzdem unser Tun, uns die kleinen Holzfiguren mit den Punkten einzuprägen.

Wenn Mutti nicht da ist, gibt's bei uns beiden auch einen Eierlikör zum Kaffee. So wie seine Mutter, also Oma schon, trinken auch mein Papa und ich gerne dieses klebrige, dicke Gesöff.

Mein Papa hat in seinem Leben nie geraucht oder getrunken. Ich habe ihn als Kind nur einmal angetrunken gesehen, und das fand ich eher putzig.

Beim Angebot von Eierlikör hat er aber eigentlich immer zugestimmt. Da ich den gekauften Eierlikör nicht so mag, mache ich diesen mittlerweile selbst, und auch mein Mann kommt da nicht mehr dran vorbei.

Des Weiteren haben wir es uns zur Tradition werden lassen, dass wir uns Fotoalben ansehen. Meine Eltern haben sooo viele davon. Nach jedem Urlaub hat mein Vater ein Album erstellt.

Wir fangen chronologisch an und Papa kann so viel darüber erzählen.

Die Woche genießen wir sehr, auch wenn es meinem Papa nicht so gut geht und er sehr wackelig auf den Beinen ist.

Der Bruder meines Vaters, meine Cousine Anja mit Ehemann kommen zu Besuch, was für Ablenkung sorgt und lustig wird, da wir auch wieder Eierlikör auf dem Tisch haben und meine Cousine sehr unterhaltsam und schwungvoll ist. Wir machen Fotos von Papa und seinem Bruder. Es sollen die letzten sein.

Dadurch, dass mein Vater immer schlechter laufen kann, schafft er fast gar keinen Toilettenbesuch mehr rechtzeitig.

Wir beschließen mit meinem Vater, dass er Pants trägt. Sandra und Steffi vom Palliativdienst stellen uns verschiedene Pants, Windeln und Vorlagen vor. Wir sollen ausprobieren, mit welcher wir am besten klarkommen.

Schwester Steffi zeigt mir auch Vorlagen in gefühltem XXL-Formal, die man dann auch, wenn der Patient nur noch im Bett liegt, verwenden sollte.

Ich denke im ersten Moment bei mir, niemals verwende ich solche Einlagen. Das ist ja wie bei einem Baby, nur alles dermaßen groß, dass es alles andere als niedlich aussieht.

Wir probieren verschiedene Höschen aus, wobei wir die blauen Höschen aus dem Rossmann favorisieren. Der Beinausschnitt ist nicht so groß und sie sind sehr saugfähig.

Da mein Vater mittlerweile aber sehr viel mehr trinkt als noch vor einer Woche, ist die Hose nach einmal pullern vollgesaugt. Ich muss zwar jetzt keine Schlüpfer und Hosen mehr wechseln, dafür aber Pants. Und das ist auch jedes Mal problematisch, da das im Sitzen bei meinem Vater bedeutet, dass er den Hintern anheben muss, wozu er manchmal zu schwach ist. Außerdem spüre ich durch das ständige An- und Ausziehen seiner Hose und Schuhe Schmerzen in meinem Rücken.

Morgens und abends versuche ich in der Zeit, die ich bei meinen Eltern täglich bin, trotzdem noch zu arbeiten. Eigentlich geht das ganz gut, weil die Buchhalterin von der Firmengruppe, die ich prüfe, mir im Laufe des Tages Unterlagen mailt, die ich mir abends angucke. Morgens maile ich ihr dann wieder weitere Anfragen zu und so schaffe ich es sogar, zwei bis drei Stunden am Tag zu arbeiten. Die Buchhalterin und meine Kollegin, mit der ich zusammen prüfe, schimpfen zwar mit mir und haben Angst um mich, aber sie verstehen wohl auch, dass ich für Ablenkung auch irgendwie dankbar bin.

Am Tag selbst schaffe ich gar nichts. Obwohl meine Mutter und ich uns gut eingespielt haben, kommen wir manchmal kaum zum Verschnaufen. Ich bewundere meine Mutter. Sie ist für alle Einkäufe und fürs Kochen zuständig. Alles erledigt sie mit ihrem E-Bike. Ich kümmere mich um Papa, die Medikamente, Verbände und die Wäsche. Haushalt saubermachen und Gartenarbeit teilen wir uns.

Ich schimpfe mit meiner Mutter darüber, dass sie im Garten noch so viel sät und pflanzt. Wer soll das nachher wieder alles essen? Meine Mutter macht das mit einer solchen Inbrunst, dass ich im Nachhinein glaube, dass es ihre Art war, mit der Situation umzugehen.

Die Mahlzeiten nehmen wir immer zusammen ein. Ganz wichtig für meine Eltern ist das Kaffeetrinken, möglichst noch mit einem Stück Torte oder Kuchen. Regelmäßig gibt es Mohnkuchen, den Lieblingskuchen meines Vaters.

Appetit hat mein Papa immer. Wenigstens das!

Ich denke beim ersten Mal, als ich meinen Papa duschen will, dass dies komisch für mich wird oder ich das nicht mögen werde. Aber so ist es ganz und gar nicht, für keine von uns Töchtern oder meine Mutter.

Insgesamt sieht der Körper meines Papas durch seine Skoliose ein wenig gestaucht aus (er ist mittlerweile sechs Zentimeter kleiner als früher), aber ich finde das nicht unansehnlich oder so. Manchmal muss ich sogar schmunzeln, weil mein Papa mich irgendwie an einen Jenga-Turm erinnert. Alles schief und krumm, aber hält sich doch aufrecht. Es ist halt Papa. Und ein alter Mensch darf so aussehen.

Mit der Dusche meiner Eltern komme ich regelmäßig nicht klar. Meine Mutter wollte unbedingt mal eine Dusche mit Schwallkopf und Handdusche und diversen Einstellungen und Knöpfen. Ich fluche jedes Mal, wenn ich nass werde, weil ich wieder einmal den falschen Knopf betätige. Manchmal, wenn mein Vater zu wackelig ist, gehe ich mit ihm zusammen unter die Dusche. Dann sind wir beide von Kopf bis Fuß nass, weil ich die Schwalldusche statt der Handdusche eingestellt habe.

Mein Papa hat aufgrund seiner Diabetes eine Art Pergamentpapierhaut. Diese muss dermatologisch besonders gepflegt werden. Hierfür verwenden wir recht teure Cremes mit Harnstoff.

Nach dem Duschen mag es mein Papa, dass man mit einer Art Schwammbürste seinen Rücken schrubbt, da die Haut wohl juckt. Anschließend cremen wir seinen ganzen Körper ein. Er sitzt dabei auf seinem Rollator oder steht und genießt es sichtbar. Ich sehe deutlich, wie die Creme einzieht und dass Papa sich anschließend wohler fühlt. Er glänzt wie eine Speckschwarte. Die Lotion riecht sehr nach Harnstoff. So ganz mag ich den Geruch nicht, aber er gehört mittlerweile zu Papa und sämtliche Kleidungsstücke von ihm riechen so, auch noch nach dem Waschen.

Des Weiteren will er täglich rasiert werden. Beim Zähneputzen schummelt er oft und putzt zu kurz. Manchmal weise ich ihn dann an, länger zu putzen. Da er sich nicht so gut übers Waschbecken beugen kann, halte ich ihm eine Art Spuckschüssel hin.

Auch Ohren und Zahnzwischenräume säubern sind Papa wichtig. Da mein Vater im Bad nicht frieren darf, weil er ja nicht bekleidet ist, schwitzten wir alle immer ganz schön bei der täglichen Körperpflege.

Die Badzeremonie mit Papa erinnert mich manches Mal an die Zeit, als unsere Kinder klein waren. Man hat mit ihnen auch viel Zeit im Bad verbracht. Und jetzt verbringt man viele Stunden mit Papa im Badezimmer. Da wir alles in Ruhe machen, benötigen wir auch viel Zeit für die tägliche Hygiene und müssen diese in unseren täglichen Ablauf stets gut einplanen.

Sandra kommt regelmäßig vorbei oder ruft an. Manchmal schreiben wir über WhatsApp oder sie macht eine Sprachnachricht. Sie fragt an, wie es Papa geht oder ob wir etwas bräuchten. Sie ist über den täglichen Zustand meines Papas immer informiert. Geht es ihm schlechter, kommt sie täglich. Geht es ihm besser, reicht auch mal ein Anruf oder eine WhatsApp oder sie kommt alle paar Tage.

Man musste sich auch darauf einstellen, dass der Palliativarzt oder eben auch Sandra irgendwann am Tag kommen. Das kann morgens um 8:00 Uhr sein, aber auch abends.

Sandra erklärt es mir mal so, dass der SAPV ausschließlich Palliativpatienten betreut und bei so einem schweren Krankheitsbild, wie bei meinem Vater, die Patienten gewöhnlich zu Hause anzutreffen sind.

Wenn wir mal einen ganzen Tag nicht da wären, sollen wir auch Bescheid geben.

Ende der Woche werden die beiden Schürfwunden, die mein Vater am Ellbogengelenk an jeder Seite hat, schlimmer. Er hat sich die bei einem nächtlichen Toilettengang zugezogen und ist am Türrahmen der Badtür angestoßen. Wie ich schon erwähnte, ist mein Vater nicht nur Diabetiker, sondern muss auch Blutverdünner nehmen. Seine Haut ist so dünn, dass er sich schneller als andere Menschen Verletzungen zufügt und diese vor allem eine Ewigkeit brauchen, bis sie verheilen.

Es sind eigentlich nur Schürfwunden, die bei normalen Menschen nach 3 Tagen abklingen. Nicht so bei meinem Vater. Bis zu seinem Tod haben wir mit diesen beiden Stellen gekämpft.

Sie bluten dermaßen stark, dass man das kaum beschreiben kann. Es ist unglaublich, was ein Blutverdünner bewirkt. Das Blut fließt förmlich aus der Wunde wie Wasser.

Wir brauchen spezielle Verbände. Wir lernen von Schwester Steffi, wie man die Verbände wechselt und die Arme verbindet. Wir benötigen verschiedene Wundgaze und Sprays, welche alle antiseptisch wirken.

Beim Duschen wickeln wir die beiden Verbände immer mit Küchenklarsichtfolie ein, damit sie nicht nass werden. Das geht eigentlich ganz gut.

Anschließend nach dem Duschen ist dann der Verbandswechsel. Es ist für mich persönlich die schwierigste Herausforderung, die ich täglich zu bewältigen habe. Man muss schnell sein, weil mein Vater nach Abnahme des Verbandes sofort anfängt zu bluten. Das Blut zu sehen und auch die Schmerzen mitzuspüren, die mein Vater dann immer hat, sind das Schlimmste. Ich fühle mich bei diesem Verbandswechsel manchmal fast überfordert, da ich ungeschickt und nicht schnell genug bin.

Wir legen uns schon immer alles griffbereit der Reihenfolge nach hin, aber es ist trotzdem jedes Mal eine Prozedur. Im Laufe des Tages schubbert mein Papa sich den Verband manchmal herunter und blutet vor sich hin. Manchmal haben wir es nicht rechtzeitig mitbekommen. Noch heute sind Blutflecken auf seinem Fernsehsessel und dem Teppich zu sehen.

Zweimal kommen Kathrin und ich morgens an Papas Bett und es ist alles voller Blut. Bezug, Laken, Schlafanzug, alles rot. Nach dem ersten Schock, dass es ja „nur" wieder an den typischen Stellen liegt, säubern und wechseln wir dann peu à peu alles.

Mittlerweile hat meine Mutter schon sechs Flaschen Blutfleckenentferner im Repertoire und es liegt eigentlich immer Wäsche zum Einweichen in der Waschküche meiner Eltern.

Kathrin und ich beschließen, meinem Papa nur noch lange Schlafanzugoberteile anzuziehen, damit er nicht so leicht an seine Verbände herankommt und sie nicht abschubbern kann. Er bekommt das eigentlich gar nicht mit, macht dies eher im Unterbewusstsein. Seine Haut muss immer sehr jucken.

Auf Anweisung des Palliativarztes sollen wir, als die Blutungen so schlimm sind, den Blutverdünner auch zeitweise absetzen.

Wir kämpfen also am Ende dieser Woche mit seinen Verletzungen an den Armen, als sich noch ein anderer Zustandswechsel bei meinem Vater bemerkbar macht. Er trinkt immer mehr, hat ständig Durst. Wenn wir nicht gucken, nimmt er sich aus dem Kühlschrank, was er greifen kann. Hauptsache flüssig. Er kann dann einen Liter Milch auf ex trinken, was wir dann an den leeren, gerade gekauften Milchpackungen sehen, die er wieder in den Kühlschrank stellt.

Mittlerweile komme ich mit Pantswechseln gar nicht mehr hinterher. Ich gebe meinem Vater nur noch halbe Wassergläser, aber er will immer mehr. Man sieht auch, dass es ihm schlecht geht und er wirklich Durst hat. Er trinkt bis zu fünf Liter am Tag.

Ich sitze stundenlang mit der Ente zwischen seinen Beinen, damit ich nicht Pants wechseln muss, sondern den Urin gleich auffangen kann. Ich weiß ungefähr, wann die Blase voll ist und sich entleert. Mein Vater sagt meistens Bescheid und so kann ich mit der Ente rechtzeitig ein Malheur verhindern. Wenn Papa aber schläft, geht es schief. Und so kommt es manchmal vor, dass ich die ganze Zeit bei ihm sitze, mit der Ente in der Hand und meinen Kopf auf seinem Oberschenkel ablege und selbst ein wenig eindöse.

Ich bin so verzweifelt. Sandra kommt, kann sich die Ursache hierfür aber auch nicht erklären.

Der Palliativarzt Dr. Hartung kommt vorbei und bittet meinen Vater, die Zunge rauszustrecken. Mein Vater hat einen dermaßen großen Zungenpilz, der die Ursache für seinen Durst ist.

Er muss die Folgetage eine Suspension auf die Zunge bekommen. Ich soll ihm Eiswürfel oder andere kleine gekühlte Sachen zum Lutschen geben, da dies seinen Drang nach Flüssigkeit mildert. Ich gebe ihm selbst gemachte Fruchteiswürfel, und es wird nach zwei Tagen besser. Auch die Suspension schlägt an und Papas Trinkverhalten wird wieder normal.

Dr. Hartung will, dass ich die Wassertabletten vorübergehend aussetze, weil mein Vater sonst zu viel Flüssigkeit ausscheidet.

Zuerst ist meine Mutti für die Medikamentenbox meines Papas zuständig, da wir die Einnahmen der Tabletten aber ab und zu anpassen müssen, übernehme ich dann den Job. Wenn ich die Box für eine Woche schon vorbereitet hatte, konnte ich mich bei Umstellung der Medikamente wieder erneut hinsetzen und alles einsortieren. Auch hierfür entwickelte ich ein System. Die Medikamente werden alle beschrieben, wofür oder wogegen sie sind. Mir die Namen immer einzuprägen, fällt mir schwer. Ich komme besser damit klar, dass auf den Packungen „Wassertabletten", „Blutverdünner", „Parkinson" usw. steht.

Ich lege mir die Packungen in der Reihenfolge hin, wie die Anordnung auf dem Medikamentenzettel steht und bin mittlerweile relativ routiniert und fix beim Einsortieren. Leider passiert es uns auch, dass wir bestimmte Medikamente, wie z. B. das gegen Parkinson, meinem Vater nicht eine halbe Stunde vor dem Essen geben. Auch seinen Zucker vor dem Essen zu messen, vergessen wir ab und an.

Da er dreimal am Tag Tabletten und einmal Insulin am Tag benötigt, hat man also vier kleine Termine einzuhalten. Wir sind oftmals gestresst, da uns bewusst ist, wie wichtig die Blutzuckermessung und Tabletteneinnahmen sind und wir nichts falsch machen wollen.

Damit meine Mutti diese wichtigen Termine, wenn sie mit meinem Papa allein ist, nicht „verdüst", habe ich in der ganzen Wohnung quietschgelbe oder pinke Haftmarker auf Fliesen, Spiegel, Kühlschrank und Lichtschalter verteilt.

Wir haben die Odyssee mit den Wunden und dem Zungenpilz so leidlich überstanden, als ich feststelle, dass mein Vater beim Essen nicht mehr das Messer verwendet und nur noch mit der Gabel isst. Es fällt ihm auch sichtlich schwer, Fleisch oder Kartoffeln zu schneiden. Die Tassen habe ich eh schon bei ihm umgestellt und entweder große, leichte Tassen oder Becher verwendet, damit er die Flüssigkeiten darin nicht ausschüttet. Mein Mann sagte manchmal zu mir: „Britta, dein Papa isst nicht, er winkt beim Essen". Er meint es scherzhaft und wir müssen auch darüber lachen. Es ist auch jeden Tag anders. Manchmal zittert mein Vater aber dermaßen, dass wirklich vieles danebengeht. Dann sieht es um ihn herum schlimm aus. Da ich ihm kein Lätzchen umbinden will, habe ich eine Küchenschürze genommen. Meine Mutter hat auch oft eine an, und dann fällt das gar nicht so auf.

Ich möchte aber, dass Papa möglichst in den Alltag eingebunden wird. Früher hatte er seine eigenen Arbeiten zu erledigen, aber das geht ja zurzeit nicht. Damit er nicht alleine im Wohnzimmer sitzt, nehme ich ihn dann mit in die Küche und lasse ihn etwas tun. Er muss Fleisch klopfen oder Gemüse aufschneiden, immer guckend, dass er sich nicht schneidet. Ganz bedächtig und mit Ruhe erledigt er alle Aufgaben. Er ist es eigentlich nicht gewohnt, in der Küche zu helfen, da dies das heilige Reich meiner Mutter ist.

Mein Vater benutzt beim Essen nur noch die rechte Hand, die linke liegt mehr oder weniger auf dem Schoß. Seine linke Gesichtshälfte sieht auch merkwürdig, wie gelähmt, aus, weshalb er beim Essen auch den Mund nicht geschlossen hält.

Ich kontaktiere Sandra wieder und frage sie, ob mein Vater einen Schlaganfall hat. Das verneint sie zwar, aber so richtig wissen wir auch nicht, was wir davon zu halten haben.

Die Schwester meines Vaters schreibt mir regelmäßig per WhatsApp und fragt nach, wie es ihrem Bruder geht. Am 01.04.2022 schreibe ich ihr, dass es ihm richtig, richtig schlecht geht. Sie kommt mit ihrem Mann anschließend vorbei und sorgt ein wenig für Ablenkung. Mein Papa schläft zwar zwischenzeitlich immer ein am Tisch, aber das ist nun halt so.

Auch Tine fragt jeden Tag nach und erkundigt sich nach Papa. Für sie ist es auch schwer, so weit weg, so hilflos zu sein und gerade nicht helfen zu können.

Einen Tag später kann mein Vater nicht mehr sprechen bzw. das, was er sagt, verstehen wir kaum.

Seit dem 01.04.2022 habe ich dann angefangen, neben meines Vaters Bett zu schlafen. Die Option, vom Besucherzimmer nachts immer ins Schlafzimmer zu gehen, finde ich noch schlimmer. Da das Pflegebett so viel Platz benötigt, passt nur eine Matratze neben das Pflegebett meines Papas.

Die Nächte sind schlimm. Mein Vater schläft unruhig, macht eher die Nacht zum Tag.

Er sagt nicht immer Bescheid, wenn er pullern muss, so dass ich nachts mehrfach Vorlagen und Windeln wechseln muss. Da er so schlapp ist und sich teilweise mittels Galgen am Bett nicht hochziehen und somit beim Vorlagenwechseln mithelfen kann, muss ich mir eine andere Methode einfallen lassen. Sandra hat mir erklärt, wie ich Vorlagen oder Windeln und Bettwäsche wechseln kann, auch wenn der Patient im Bett liegt. Das bedeutet jedoch, dass ich meinen Vater immer von einer Seite auf die andere Seite umlegen muss, das Pflegebett höher stelle usw.

Ich mache es dann lieber so, dass ich mich hinten aufs Bett stelle, meines Vaters Beine anwinkele, ihn mit meinem linken Arm unter beiden Kniegelenken hochhebe und mit der rechten Hand die auszuwechselnde Vorlage und Windel herausnehme und eine frische Vorlage und Windel ihm unterschiebe.

Beim Windel- und Vorlagewechseln haben Kathrin und ich mittlerweile eine eigene Technik. Da eine Windel allein oftmals durchlässig ist, nehmen wir als erstes eine XXL-Windel, darüber eine kleinere Windel und dann noch eine Vorlage. So brauchen wir dann manchmal nur die nasse Vorlage herauszuziehen.

Das geht zwar nach fünfmal wickeln oder Vorlage wechseln auch auf dem Rücken, aber man ist so schneller, braucht kaum Licht und mein Vater kann weiterschlafen. Bei dem Hin- und Herwenden wird er wach und stöhnt dabei manchmal. Also finde ich tatsächlich meine Methode gut, auch wenn Sandra schimpft.

Ich habe dabei oft überlegt, wie das Pfleger im Krankenhaus oder Pflegeheim machen. Gut, die meisten arbeiten mit Katheter, aber es gibt bestimmt auch Fälle, bei denen man das auch so machen muss. Und wenn die alle auf dem Bett vom Patienten stehen, sieht das bestimmt komisch aus. Kathrin hat eine ähnliche Methode.

Ich habe Sandra auch gefragt, ob wir nicht einen Katheter nehmen können, aber sie lehnt dies ab, weil es einerseits unangenehm für den Mann ist und andererseits sich dann schneller Bakterien in der Harnröhre ansammeln können, was zur Infektion führt.

Verwundert bin ich auch darüber, dass mein Vater eine „volle" Windel scheinbar nicht mag und es immer irgendwie schafft diese auszuziehen. Er fummelt so lange an den Klebeverschlüssen rum, bis er sie aufhat. Dabei ist er gar nicht wach. Es muss für ihn unangenehm sein, sie zu tragen. Vielleicht brennt der Urin ja auch, weil mein Vater aufgrund seines Diabetes so hautempfindlich ist. Ich weiß es nicht. Wenn er sie dann abhat, wirft er sie durchaus auch mal vom Bett runter. Einmal mir mitten ins Gesicht. Im ersten Moment bin ich ein wenig sauer auf ihn, aber als ich dann sehe, dass er eigentlich schläft, kann ich ihm dann doch verzeihen.

An einem Morgen, nach so einer „durchgemachten" Nacht guckt mein Vater durch die Gitterstäbe seines Pflegebettes auf mich runter, da ich ja neben ihm auf der Matratze nächtigte.

„Was machst du da?", fragt er.

„Ich pass auf dich auf, Papa", sage ich.

Irgendwie muss ich darüber lachen. Er fragt das so niedlich und so, als ob ich im Kopf nicht ganz richtig bin, auf der Erde zu schlafen.

Die Nächte sind kräftezehrend. Ich kann nicht richtig schlafen, da mein Vater kaum mehr als eine halbe Stunde durchschläft. Er rackert rum, stößt ständig mit dem Fuß gegen das Fußende vom Bett, und das gesamte Bett macht Geräusche.

Man selbst will auch nicht verpassen, wann er Bescheid gibt, dass er pullern muss, und so liege ich mal mehr oder weniger mit Radar-Ohren neben ihm.

Es erinnert mich an die Zeit, als meine Kinder Säugling waren. Da hatte ich auch nur so eine Art Halbschlaf.

Am Tag schläft mein Vater viel, und meine Mutti und ich wuppen den Haushalt. Wir brauchen ständig neue Pants, Windeln und Vorlagen, waschen Wäsche usw.

Mittlerweile haben wir auch ein richtiges Problem mit dem Entsorgen der Windeln. Die Leute von der Stadtentsorgung nehmen die zusätzlichen Säcke aber gegen einen kleinen Obolus mit.

Meine Mutter soll möglichst nachts schlafen, weshalb ich sie fast nie bitte, mir zu helfen. Manchmal hört sie mich aber doch und kommt dann immer die Treppe hinauf, nimmt die Windeln und Vorlagen mit oder reicht mir welche zum Wechseln. Es ist wichtig, dass wenigstens sie schläft.

Sie hat bereits auch schon aufregende Nächte hinter sich, bei denen mein Vater mitsamt Toilettenstuhl umgekippt ist und die beiden ihre liebe Not hatten, Papa wieder ins Bett zu bekommen.

An meiner Mutter geht das alles natürlich nicht spurlos vorbei. Sie nimmt etliche Kilo ab, wirkt nervös. Es ist zwar jetzt alles harmonisch, und die Tage verleben wir ruhig miteinander, aber es ist halt auch sehr anstrengend.

Am Tag fühle ich mich wie ein Zombie. Es ist ein so ganz anderes Leben. Ich nehme auch nicht so wirklich mehr an der anderen, „normal alltäglichen" Welt teil. Mein Bewegungsradius beträgt zwanzig Meter.

Umso mehr bin ich erleichtert, dass mein Mann und unsere Töchter am 01.04. und 02.04. abends vorbeikommen. Sie haben keine Berührungsängste und legen auch die Ente an. Sie wollen es von sich aus. Irgendwann dabei sagt mal Alina, dass „es ja nicht mehr so toll unten aussieht, wenn man alt ist". Ich muss darüber nur lachen. Auch mein Mann hilft mir beim Windeln und Bettfertig-Machen. Bei ihm sieht das immer so leicht aus. Er hat Kraft, und zu zweit geht es auch alles einfacher. Ich bewundere meinen Mann dafür, wie liebevoll er mit meinem Papa umgeht, mit ihm spricht und ihn auch streichelt. Es ist so tröstlich.

Die Sorge um meinen Papa, die verzwickte Situation über Wochen und Monate wird in allen unseren Familien diskutiert und besprochen. Sowohl meine Schwager in Berlin und Paris als auch die Neffen sind immer auf dem neusten Stand, was Opa betrifft.

Und das ist hilfreich. Zum einen, weil man sich austauschen kann, aber auch weil man abgelenkt ist und nicht so allein mit seinen Sorgen dasteht. Zu Hause ziehen alle Familienmitglieder mit, so dass man dort nicht noch zusätzlich weitere Sorgen hat.

Bei einem der Hausbesuche, die Sandra macht, als es meinem Vater so sehr schlecht geht, fragt sie, ob wir Unterlagen für das Beerdigungsinstitut, wie z. B. Geburts- und Heiratsurkunde, Personalausweis, Krankenkassenkarte griffbereit hätten oder ob noch irgendwelche sonstigen Vollmachten oder Verfügungen notwendig wären. Ihre Erfahrung zeigt, dass gerade hinsichtlich des Zugriffs auf ein Konto des Sterbenden Angehörige nach seinem Tod unangenehme Aufgaben haben und es Monate dauert, bis alles abgeklärt ist. In dieser Zeit werden Zahlungen fällig, die dann die Angehörigen zunächst allein vorleisten müssten.

Ich sage ihr, dass meine Eltern vor Jahren schon ein Testament erstellt haben, dass wir alle notwendigen Vollmachten für z. B. Banken hätten und dass auch die sonstigen Unterlagen im Notfallordner meines Vaters enthalten sind. Mein Vater ist dermaßen gewissenhaft, ordentlich und strukturiert, dass man immer wieder nur staunen kann.

Sandra spricht auch an, dass mein Vater sterben könnte, da es ihm gerade wirklich sehr schlecht geht und viele Anzeichen darauf hindeuten. Wir haben durch Sandra gleich zu Beginn der Palliativpflege ein Paket bekommen, welches sogenannte Bedarfsmedikation enthält. Das Paket ist noch verschlossen. Sandra vergewissert sich aber doch, ob alles für einen Notfall vorhanden wäre. Es sind Medikamente gegen hochgradige Angst- und Schlafstörungen und Unruhe, aber auch Morphin und etwas gegen Übelkeit, welches Erbrechen unterdrückt. Sandra bestätigt mir immer wieder, dass diese Medikamente nur in Absprache mit uns verwendet werden. Sie ist auf das, was wir über Papa berichten, angewiesen, weil wir Papa am besten kennen. Sie selbst macht sich natürlich auch ein eigenes Bild und klärt uns mit ihrem Wissen darüber auf. Vieles verstehen wir ja auch nicht.

Sandra baut die Vorurteile, die ich als Unwissende schon allein beim Begriff „Morphin" hatte, ab. Es ist kein Mittel, welches das Sterben beschleunigt oder den Patienten betäubt. Es dient lediglich der Schmerzlinderung. Der Patient behält sein volles Bewusstsein. Wenn Sandra es anwenden muss, dann immer nur so, wie es der Patient in der aktuellen Situation benötigt. Die Dosis würde nie zum Tod führen.

Ich habe absolutes Vertrauen zu Sandra und weiß, dass sie meinem Vater nie schaden würde. Dass ist eben auch das Tröstliche für uns. Wir kennen sie, sie kennt uns und meinen Vater. Ich kann mir nicht vorstellen, dass ich so ein Vertrauensverhältnis je mit einem Arzt im Krankenhaus aufbauen könnte. Da mache ich Ärzten gar keinen Vorwurf. Es kann im Krankenhaus gar nicht gehen, da es alles viel zu anonym ist und Ärzte irgendwie immer gehetzt wirken.

Ich denke, dass sich gerade in der Coronazeit ähnliche Situationen in Krankenhäusern abgespielt haben müssen. Dem einen oder anderen Patienten ging es vielleicht dermaßen schlecht, dass die Ärzte entschieden haben, ihn mit Morphin zu behandeln. Wenn man darüber als Angehöriger nur am Telefon informiert wird, ist dies etwas anderes, als wenn man den Arzt selbst sprechen kann, von ihm aufgeklärt wird und Fragen beantwortet bekommt. Das Vertrauensverhältnis ist meines Erachtens ein anderes. Wenn dann der Angehörige stirbt, würde man sich immer Vorwürfe machen und grübeln, ob der Arzt wirklich alles erdenklich Mögliche getan hat.

Als meine Mutti und ich mit Sandra zusammen über die sehr ernste derzeitige Situation sprechen, wird mir leider wieder einmal mehr bewusst, dass unser und Papas Kampf, leben zu können, vielleicht zu Ende geht. Wir müssen es irgendwie akzeptieren. Ich bin so traurig in dieser Zeit, muss immer wieder weinen, und mir tut mein Vater so unendlich leid. Er hat so gekämpft bisher. Das kann doch nicht alles umsonst sein? So ein Kampfeinsatz muss doch belohnt werden!

Unser Papa ist wirklich der liebste Patient, den man sich vorstellen kann. Er klagt nie, ist nicht wehleidig, nie launisch und macht immer alles mit, was man von ihm will. Sicher, er flucht manchmal darüber, dass seine Beine nicht so mitspielen und er so schlecht mobil ist und benutzt dann auch mal das Wort „Scheiße", was wir so gar nicht von ihm kennen. Aber man sieht immer wieder, wie sehr er sich bei allem Mühe gibt, alles auch möglichst alleine machen will, und wie sehr er sich anstrengt, meiner Mutter nicht zur Last zu fallen.

Oft entschuldigt er sich bei uns und meint, dass er nur Aufwand mache. Aber wir sagen dann, dass wir es nicht schlimm finden, es mal gute und mal schlechte Tage gäbe. Auch das Windelwechseln und Enteanhalten sind ihm, denke ich, unangenehm. Auch er findet es nicht schön, nicht mehr selbstbestimmt handeln zu können und so auf Hilfe angewiesen zu sein. Aber er macht kein Gewese darum und arbeitet mit. Sobald er in der Lage ist, etwas wieder alleine erledigen zu können, macht er es sofort.

Ein hilfreiches Hörbuch über das Thema Sterbebegleitung

Nach dem Gespräch mit Sandra lade ich mir auf meinem Handy ein Hörbuch herunter mit dem Titel: „Leben bis zuletzt" von Prof. Dr. Sven Gottschling und Lars Amend. Herr Prof. Dr. Gottschling leitet eine eigene Palliativklinik und berichtet über seine Erfahrungen mit Palliativpatienten. Er selbst hat seine Oma im Krankenhaus beim Sterben begleitet und führt an, wie Abläufe und der Umgang mit Sterbenden im Krankenhaus teilweise gehandhabt werden. Immer wieder bringt er dabei zum Ausdruck, dass er sich wünschte, dass Ärzte mehr Einfühlungsvermögen und Wissen über das Sterben haben. Er plädiert für eine Palliativversorgung, da durch diese eine professionelle Nähe zum Patienten und zu den Angehörigen und mehr Lebenszeit mit höherer Lebensqualität bis zum Tod gewährleistet ist.

Seiner Meinung nach werden Sterbende im Krankenhaus eher wie Gegenstände (das Krebsgeschwür in Zimmer 101), als wie Persönlichkeiten behandelt. Ärzte in Krankenhäusern können meist selbst nicht über und mit Sterbenden reden und Angehörige richtig informieren. Sie sind oftmals überfordert, was auch auf die zeitlichen und personell schlechten Ressourcen in Kliniken zurückzuführen ist. Er beobachtet immer wieder, dass Ärzte in Krankenhäusern unzureichend über Schmerztherapie aufgeklärt sind und somit symptomlindernde Maßnahmen nicht richtig umsetzen. Wenn dann der Liebste noch im Krankenhaus stirbt, kommen Angehörige mit seinem Tod nicht klar, haben häufig posttraumatische Belastungsstörungen, die wiederum zur Folge haben, dass die Angehörigen selbst krank werden, leiden und ihre Arbeit verlieren.

Er spricht die Themen Krankheiten, Tod oder Sterben an. Er trägt auch vor, dass diese Themen immer noch nicht gerne angesprochen werden, häufig sogar tabuisiert werden. Wir setzen uns erst dann mit dem Thema auseinander, wenn es uns selbst betrifft. Er gibt Tipps, wie man mit sterbenden Menschen umgehen könnte, wie man Krankheiten akzeptieren kann und geht vor allem auf die palliative Versorgung von Krebspatienten ein.

Er beschreibt, wie man es lernen kann, die Angst vor dem Tod bzw. vor einem qualvollen Ende zu verlieren und den Tod „zuzulassen". Er gibt Empfehlungen, was wir für ein gutes Sterben tun können. Man muss keine Angst vor dem Tod haben. Es kann so viel Leid und Hilflosigkeit gemindert werden, wenn wir wissen, dass wir z. B. mit einem Palliativdienst einen verlässlichen Ansprechpartner haben, der rund um die Uhr den Sterbenden und den Angehörigen zur Seite steht. So ist es möglich, symptomkontrolliert bei kranken Menschen das Leiden zu mindern. Und das ist schließlich das, was sich der Kranke und Angehörige wünschen. Prof. Dr. Gottschling verweist immer wieder auf die Psychologin Frau Dr. Elisabeth Kübler-Ross. Sie hat die fünf Phasen des Sterbens herausgestellt, nämlich:

- Nicht-wahr-haben-Wollen
- Zorn
- Verhandeln
- Depression
- Akzeptanz

In der Phase des „Nicht-wahr-haben-Wollens" befinden sich Menschen, die kürzlich erfahren haben, dass sie an einer unheilbaren Krankheit leiden. Sie hoffen auf einen Irrtum, stellen vieles in Frage und sperren sich gegen eine Behandlung. Für alle ist dies eine sehr schwere Phase, da sie emotional sehr belastend ist und den kranken Menschen, aber auch Angehörige mental überfordert. In der „Wut"-Phase hat man das nicht abwendbare Sterben zwar akzeptiert, fragt sich aber immer wieder: „Warum ich?" Man wird zornig und wütend. In der „Verhandlungs-Phase" möchte man gerne den Sterbeprozess verzögern und ist jetzt bereit, Behandlungen zu akzeptieren. Viele versuchen, Dinge, die sie bisher verpasst haben, nachzuholen. Man hofft, dass der unumgängliche Tod hinausgezögert werden kann. Hat man die Phase akzeptiert und den bevorstehenden Tod realisiert, gehen Sterbende meist in die Depressionsphase über. Sie trauern um verpasste Chancen im Leben und auch darüber, dass ihr Leben bald endet. Oft werden dann offene Angelegenheiten geregelt, Kontakt zu Freunden und Familie gesucht und vieles von der Seele geredet. Angehörige sollten sich die Zeit zum Zuhören nehmen.

Der Verlauf der ersten vier Phasen kann unterschiedlich lange dauern, verschieden sein und hängt ab vom Krankheits- und Sterbeverlauf.

In der „Sterbephase" akzeptieren die Sterbenden, dass ihr Leben zu Ende geht. Sie ziehen sich in sich zurück und warten auf den Tod. Meistens werden dann keine Gespräche mehr gesucht und medizinische Behandlungen abgelehnt.

Des Weiteren lese ich in meinen „Pausenzeiten", wenn Papa ruht, ein Buch von Frau Dr. Anja Kretschmer. Sie macht Führungen auf Friedhöfen und hält Trauerreden. Und sie schreibt Bücher. Ich lese von ihr das Buch „Friedhofsgeflüster". Darin geht es um längst vergessenes Wissen über das Brauchtum rund ums Sterben. Sie erklärt frühere Rituale, Todesvorstellungen, Bestattungskulturen und Beziehrungen zur Endlichkeit.

Es ist wirklich interessant zu erfahren, wie unsere Vorfahren mit dem Tod lebten, ihn zelebrierten und von ihm lernten. Und, ganz ehrlich, wir können heute noch von ihnen lernen. Es war früher gang und gebe, dass man zu Hause starb und die Familie dabei war. Es gehörte quasi zum täglichen Leben dazu, und ich meine, dass die Menschen aufgeklärter waren, als sie es heute sind. Es wurde über den Tod geredet, und das Wissen bzw. die selbst gemachten Erfahrungen um den Tod wurde an andere weitergegeben. Dadurch war man vorbereitet.

Ist dieses Wissen verloren gegangen, als es auch die Möglichkeit gab, die Kranken und Schwachen im Krankenhaus oder in ein Pflegeheim zu bringen? Natürlich kann es auch daran liegen, dass die Angehörigen heute auswärts und nicht zu Hause arbeiten und man mit mehreren Generationen nicht mehr unter einem Dach wohnt. Vielleicht auch, weil man bequemer geworden ist.

Ich weiß es nicht genau. Ich meine, das Thema Tod wird immer mehr tabuisiert. Man schiebt das Thema vor sich her. So war es ja auch in unserer Familie, obwohl ich schon finde, dass meine Eltern uns zumindest dahingehend eine Hilfe waren, als sie Verfügungen, Testament, Patientenverfügung, Notfallordner, Vollmachten und anderes griffbereit für uns hatten.

Kathrin übernimmt wieder

Ich bin froh, als Kathrin mich am Sonntag, den 03.04.2022, abends ablöst.

Ich muss ab dem 04.04.2022 wieder in den Außendienst, da mein Sonderurlaub beendet ist.

Kathrin hatte ähnliche Tagesabläufe und Probleme wie ich die Tage zuvor. Bei ihr kommt noch hinzu, dass sie nachts arbeitet. Mandanten und Fristen beim Finanzamt kennen keinen Pflegeurlaub.

Mein Neffe Jan bestellt im Internet eine Glocke, die mein Vater benutzen soll, wenn er auf Toilette will. Mein Vater findet dieses Spielzeug sichtlich gut und amüsant. Und tatsächlich, er benutzt die Glocke, und Kathrin kann von ihrem Computer rechtzeitig aufspringen, um meinem Vater zu helfen, sei es mit Ente oder mit dem Rollstuhl oder Rollator.

In dieser Zeit, in der es meinem Vater so sehr schlecht geht, ruft die Bearbeiterin von der Pflegekasse an und stellt Fragen, um den Pflegegrad zu überprüfen. Coronabedingt wurde dieses ja nicht mehr durch einen Besuch vor Ort, sondern telefonisch vorgenommen. Mein Vater erhält nach diesem Telefonat die Pflegestufe „5", welvhes die höchste Stufe ist.

Mein Vater ist in dieser Zeit recht verwirrt, weshalb er auch Kathrin einmal fragt, in welchem blöden Schuppen er sich gerade befindet. „Du bist zu Hause, Papa, in deinem Schlafzimmer!".

Wir duschen meinen Vater jeden zweiten Tag. Da er zu schwach auf den Beinen ist, kann man dieses nur zu zweit machen. Einmal, ich stehe mal wieder in der Dusche und bin bereits nass, will Kathrin, dass ich rausgehe, damit sie Papa besser unter die Arme greifen kann. Es geht nicht. Mein Vater steht auf meinem Fuß. Als sie dann zum Festhalten auch irgendwie noch mit in die Dusche kommt, steht sie dann auch noch auf dem Fuß von meinem Vater und will immer, dass ich meinen Fuß rausziehe, aber das geht nun erst recht nicht. Wir müssen so darüber lachen, dass wir meinen Vater fast fallen lassen.

Ein anderes Mal, wir sind gerade mit dem Einwickeln seiner Wunden am Arm fertig, kommt Kathrin mir nur mit BH und Hose bekleidet entgegen. Ich gucke sie an und frage, was sie vorhat.

„Ich schwitze immer so, wenn ich Papa dusche", sagt sie und wir mussten wieder lachen. Wir stellen uns vor, dass das Personal im Krankenhaus oder Pflegeheim bei solchen schweren Arbeiten bestimmt auch schwitzt und wie wir da gucken würden, wenn die nur im BH arbeiten.

Einmal, mein Papa sitzt noch auf dem Toilettenstuhl, will Kathrin den Schieber herausziehen. Mein Papa jault auf und wir wissen nicht gleich, warum, als uns dann klar wird, dass sein Schniedelwutz dazwischen eingeklemmt ist. Wir müssen so darüber lachen, dass Kathrin es gerade noch so zur Toilette schafft. Mein Papa hat dann einfach nur mitgelacht.

Eines Abends sitzt Kathrin an seinem Bett und streichelt Papa. Sie denkt eigentlich, dass er schläft, aber er sagt dann zu ihr: „Ich spüre das. Das ist schön. Danke."

Noch heute weint Kathrin, wenn sie an diese Situation und diese kurzen, aber so schönen Sätze denkt. Auch Tine kann von einem schönen Telefonat in dieser Zeit berichten, in welchem mein Vater ihr sagt, dass er sie liebhat.

Das klingt jetzt für einen Außenstehenden banal und selbstverständlich, aber so ist es für uns nicht.

Papa in früheren Zeiten

Mein Papa war ein herzensguter Mensch und Vater. Er war wirklich immer (!!!!) für uns da.

Ihn hat alles interessiert, was mit und um uns passiert. Waren wir verreist, ist mein Papa mit dem Finger auf der Landkarte zu Hause wahrscheinlich mitgereist und wollte von uns einen Urlaubsbericht haben. Unsere Schulausbildung und Studium waren ihm wichtig. Er hat sich mitgekümmert und uns beraten, weil er uns und unsere Fähigkeiten gut kannte. Dabei hat er keinen unangenehmen Druck aufgebaut oder war böse, wenn wir doch mal eine schlechte Note nach Hause brachten.

Er war bei jedem von uns drei Kindern im Elternrat und ließ keinen Elternabend aus. Er hat uns gelehrt bzw. selbst vorgelebt, im Leben gut klarzukommen, die Möglichkeiten und Potentiale auszuschöpfen und immer optimistisch nach vorne zu schauen.

Wenn etwas nicht gleich funktioniert, dann versucht man es halt weiter. Kurzum, für meinen Vater gab es kein „Stehenbleiben" im Leben. Er war auch immer neugierig und wissenshungrig.

Diese Eigenschaft gab er auch an uns weiter:

Kathrin hat zu DDR-Zeiten Elektrotechnik in Dresden studiert. Nach der Wende war ihr Beruf damals nicht gefragt. Sie hat dann im Steuerbüro gearbeitet und in einem Fernstudium Betriebswirtschaft studiert und im Anschluss ihren Steuerberater absolviert.

Tine hat Wirtschaftsingenieurwesen studiert, jahrelang fast ausschließlich als Ingenieurin bei einem französischen Automobilhersteller gearbeitet und hat jetzt mit über 50 Jahren noch ein Architekturstudium gemeistert.

Ich selbst wollte eigentlich Landwirtschaft studieren, da aber die Wende mit Frauen in der Landwirtschaft nicht die besten Perspektiven aufzeigte, studierte ich Finanz- später dann noch Betriebswirtschaft. Vor ein paar Jahren habe ich noch einen Abschluss als Gartengestalterin beim Institut für Lernsysteme absolviert.

Das Einzige, was mein Vater nicht ganz so gut konnte, war, Gefühle zu zeigen.

Ich denke, das liegt an seiner Generation. Er ist in der Zeit des 2. Weltkrieges groß geworden, sein Vater war lange im Krieg und anschließend in der Gefangenschaft, so dass mein Vater auch ein wenig seine Rolle einnahm und keine Zeit für Liebkosungen verblieb.

Wir wussten aber trotzdem immer, dass Papa uns alle liebhat.

Dank Kathrins liebevoller Pflege erholt mein Vater sich von Tag zu Tag. Mit dem Palliativarzt und Sandra haben wir vereinbart, dass mein Vater, wenn es für uns alle nachts nicht mehr geht, einen Schlaftrunk erhält. So kann Kathrin dann wenigstens mal drei Stunden am Stück durchschlafen. Mein Vater bringt nämlich jetzt auch Tag und Nacht durcheinander, will nachts etwas essen und aufstehen. Die Glocke, die Kathrin nun tagsüber einsetzt, bindet sie am Galgen vom Pflegebett an, damit er sie benutzen kann. Schnell muss meine Schwester die Glocke wieder abbinden, da mein Vater seelenruhig auch in der Nacht bimmelt und bimmelt.

Die Wunden am Arm haben wir einigermaßen in den Griff bekommen und der Pilz ist nicht mehr auf der Zunge. Mein Vater hat wieder mehr Appetit und will wieder zum Essenstisch kommen und allein essen. Das freut uns natürlich sehr. Wir können einfach nicht planen. Wir müssen von Tag zu Tag sehen, wie der Körper reagiert.

Sein Appetit geht wieder so weit, dass er heimlich Ostereierpackungen (!) verzehrt oder sich auch alleine etwas vom Eierlikör gönnt. Wie er das gemacht hat, ist uns heute noch schleierhaft. Aber er hinterlässt jedes Mal offensichtliche Spuren, und der Täter ist immer schnell durch uns überführt.

Papa sitzt jetzt wieder öfter im Strandkorb und sagt immer wieder, wie schön es zu Hause ist.

Wenn er im Wohnzimmer sitzt, guckt er auch immer wieder in seinen geliebten Garten. Oft ist sein Blick wehleidig und er sagt dann traurig, dass er nun nicht mehr auf dem Grundstück arbeiten könne. Wir ermuntern ihn dann zwar immer, dass er geduldig sein muss, aber so richtig will er uns nicht glauben.

Wir nutzen die Zeit, sitzen bei ihm und unterhalten uns mit ihm.

Ostern steht vor der Tür

Am Sonntag, den 10.04.2022, übernehme ich dann wieder den Papa-Dienst. Kathrin erzählt mir später, dass sie nach ihrer „Papa-Zeit" zu Hause ankommend vierzehn Stunden am Stück auf der Couch durchgeschlafen hat, so groß war ihr Schlafdefizit.

Ich habe bis Ostern Urlaub genommen. Abends machen meine Schwester und ich Papa noch zusammen bettfertig. Am späten Nachmittag erläutert Kathrin, dass Papas Stuhlgang riecht und er auch Blähungen hat. Mein Vater kann die ganze Woche nicht auf Toilette gehen, was ihm sichtlich unangenehm ist. Von Sandra bekommen wir zwar ein Abführmittel, dieses schlägt aber gar nicht an.

Meine Mutter versucht ihre altbewährte Methode mit eingeweichten Backpflaumen. Kathrin hilft dann insofern noch nach, als sie mit einem Handschuh bewaffnet meinem Vater Erleichterung verschafft, in dem sie die Verstopfung mittels Eingriffes in den After aufhebt. Und es funktioniert. Als sie mir das erzählt, starre ich sie nur an und frage dann aber doch, wie sie auf so eine Idee kommt. „Den Tipp habe ich von deiner Schwiegermutter. Die hat das bei Marios Papa auch manchmal machen müssen."

Das wusste ich bis dato nicht. Mein Schwiegervater war querschnittsgelähmt und saß fünfundzwanzig Jahre im Rollstuhl. Da sind Stuhlprobleme wohl unausweichlich bei wenig Bewegung.

Ich frage meine Schwester, wie Papa das fand. Der war wohl einfach nur froh. Na ja, und zusammen mit dem tagelangen Verzehr von Backpflaumen denken wir uns dann auch nichts dabei, dass der Stuhl meines Vaters so merkwürdig dunkel aussieht und sehr eigenartig und unangenehm riecht.

Ich bringe Kathrin zum Bahnhof und komme wieder zurück ins Elternhaus. Schon unten im Flur rieche ich, dass irgendwas nicht in Ordnung ist. Es ist der Stuhlgeruch, aber so heftig, dass es einem den Atem verschlägt.

Meine Mutti hat die Wohnstubentür zu. Sie denkt, dass mein Vater schläft, weil er ja gerade von uns ins Bett gebracht worden ist, und guckt fern. Ziemlich laut, da sie selbst nicht mehr so gut hört.

Ich komme ins Schlafzimmer und traue meinen Augen nicht. Mein Vater hat sich die Pants irgendwie abgerissen und sie auf meine Matratze geworfen. Alles ist mit Stuhlgang verschmiert. Mein Bett, sein Bett, einfach alles.

Es stinkt so sehr. Ich weiß in dem Moment gar nicht, was ich zuerst oder zuletzt machen soll. Ich lüfte und fange an, alle Betten abzuziehen. Meine Mutti hilft mir natürlich dabei. Dann wasche ich Papa komplett und wechsele seine Nachtwäsche. Ich schimpfe mit meiner Mutter, warum sie meinem Papa so viele Backpflaumen gegeben hat und was für eine blöde Arbeit wir jetzt haben. Irgendwann haben wir dann alles wieder clean und ich bin einigermaßen zufrieden. Da ich durch das ständige Auswringen des Waschlappens mit dem Stuhlgang Kontakt hatte, stinken meine Hände so sehr, dass mir fast schlecht wird. Stuhlgang an für sich finde ich jetzt nicht so eklig, aber dieser ist so dunkel, breiig und stinkt wahnsinnig.

Ich denke mir noch nichts Schlimmes dabei, gehe zu meiner Mutter ins Wohnzimmer, und wir gucken fern. Ich rieche erneut Stuhlgang. Und die ganze Prozedur geht von vorne los. Ich habe in dieser Nacht mindestens siebenmal volle Windeln gewechselt. Zuerst bin ich immer noch auf meine Mutter sauer, da ich die Backpflaumen in Verdacht habe, aber das, was gerade passiert, ist eine komplette Darmentleerung. Den Geruch erkläre ich mir so, dass Blut im Stuhl ist, was von den

Hämorrhoiden am After wohl kommt. Die haben sich wahrscheinlich durch die tagelange Verstopfung gebildet.

Ich stelle in dieser Nacht das Seitenteil seines Bettes hoch und komme mir dabei schlecht vor. Jetzt sperre ich meinen Vater ein, geht es mir durch den Kopf. Wie gemein ich bin. Aber es geht nicht anders. Ich habe Angst, dass er aus dem Bett fällt. Außerdem hat Sandra einmal zu mir gesagt, dass man es in bestimmten Situationen tun soll, zur Sicherheit des Pflegebedürftigen.

Und meinem Vater geht es schließlich nicht gut. Als ich morgens, nachdem ich dann doch für ein paar Stündchen weggedämmert bin, von meiner Matratze zu ihm ins Pflegebett gucke, trifft mich fast der nächste Schlag. Mein Vater nuckelt an der Ecke des Kopfkissens. Was bedeutet das denn nun wieder? Ich erinnere mich an Sandras Heftchen, in dem drinsteht, dass der Patient dieses beim Sterben unter Umständen macht oder es bedeutet, dass er Durst hat.

Vorsichtig stelle ich das Kopfteil vom Pflegebett hoch und gebe meinem Vater Wasser mit der Schnabeltasse. Er trinkt gierig. Gott sei Dank.

Sandra bittet mich, morgens um 8:00 Uhr den Palliativarzt selbst anzurufen. Das mache ich dann auch. Ich habe ihn aus dem Bett geholt, denke ich. Erfahre später von Sandra, dass er die ganze Nacht Rettungshubschrauber geflogen und wahrscheinlich gerade ins Bett gegangen ist. Er fragt mich am Telefon, wie hoch der Blutzuckerwert von meinem Vater ist. Mist, denke ich, den habe ich vergessen zu messen. Er möchte, dass ich ihm den mitteile. Natürlich geht das Messgerät genau in dem Moment nicht und zeigt immer „E 2" an. Ich verzweifle fast. Irgendwann kriege ich es in meiner Aufregung hin und messe „24,5".

Ich gebe den Wert telefonisch an Dr. Hartung weiter und er bittet mich, meinem Vater sofort zehn Einheiten zu spritzen. Alle zwei Stunden muss ich nun messen und Dr. Hartung darüber informieren. Jedes Mal muss ich nach dem Anruf meinem Vater Einheiten spritzen.

Am nächsten Tag kommt Dr. Hartung selbst vorbei und schaut nach meinem Vater. Er bittet mich, die Blutzuckerwerte morgens, mittags und abends aufzuschreiben und stellt die Insulineinnahme um, von langfristigem Insulin zu kurzfristigem Insulin, dreimal am Tag. Er bittet mich auch, meinem Vater immer Trinken anzubieten, die Lippen mit Honig oder einem feuchten Tuch einzureiben, damit sie nicht austrocknen. Wenn es geht, soll ich auch Mundhygiene machen, muss aber darauf achten, dass mein Vater sich dabei nicht verschluckt. In der Nacht solle mein Vater ruhig ein paar Schlaftropfen erhalten, damit er und ich ein wenig zur Ruhe kommen.

Das mache ich dann auch so und wir haben eine ruhige, entspannte Nacht. Zuvor waren mein Mann und meine Töchter wieder da und haben mich unterstützt. Sie zeigen keinerlei Scheu, als sie meinen Papa sehen. Beim Windelwechseln sind sie dabei und helfen.

Mein Vater halluziniert ein wenig, flattert mit den Armen herum. Zuerst denke ich, dass er den Galgen vom Bett sucht, um sich hochzuziehen, merke dann aber, dass er es nur so im Traum macht. Mein Vater kann auch nicht mehr sehen die letzten zwei Tage. Zuerst habe ich das gar nicht so schnell mitbekommen. Aber beim Abendbrotessen am 10.04.2021 ist meiner Schwester und mir aufgefallen, dass mein Vater neben die Tasse und Stulle greift. Am 11.04.2022 ist dieser Zustand dann auch noch so, aber die meiste Zeit schläft Papa.

Am Morgen des 12.04.2022 hat mein Vater Durst und trinkt vier Becher Wasser. Sein Blutzuckerwert ist noch nicht gesunken. Dr. Hartung möchte, dass ich Papa weitere zwanzig Einheiten spritze, damit er wacher und ansprechbarer wird. Seiner Meinung nach hat mein Vater keine Schmerzen, was uns beruhigt. Dr. Hartung hat jedoch Angst, dass mein Vater durch das viele Liegen eine Lungenentzündung bekommt. Das wäre furchtbar. Wir wissen vom Krankenhausaufenthalt noch zu gut, wie das war und dass man eine schwere Lungenentzündung in häuslicher Pflege bestimmt gar nicht gebrauchen kann.

Ich stelle das Kopfteil vom Pflegebett abwechselnd hoch und runter und ändere die Lage meines Vaters im Bett. Einmal mehr ärgere ich mich über das Pflegebett. Wer hat das eigentlich so konzipiert? Es ist nicht zu kurz. Das ist es nicht. Aber das ganze erste Drittel ist für den Kopfbereich gedacht und das ist definitiv zu viel. Der Patient rutscht immer herunter und stößt mit den Füßen ans untere Bettende. Das Kopfende wird gar nicht richtig ausgenutzt. Und das ist offensichtlich nicht nur ein Problem für meinen Vater gewesen. Das Bett ist dermaßen abgenutzt am unteren Ende, dass auch die Vorgänger das Problem gehabt haben müssen. Man sieht es auch daran, dass die Farbe abgeblättert ist.

Sandra kommt vorbei und meint auch, dass Papas Zustand nicht schlechter geworden ist. Wir müssen abwarten. Mittlerweile sind wir uns aufgrund der vergangenen Tage darüber einig, dass mein Vater ein „Stehaufmännchen" ist. Er ist ein Kämpfer und will leben. Sandra fragt meinen Vater auch bei jedem Besuch, ob er Schmerzen hat. Mein Vater verneint das.

Ich bin nach wie vor so froh, dass es Sandra gibt. Auch wenn sie manchmal nicht sofort ans Telefon gehen kann, ruft sie immer zurück. Es beruhigt ungemein, wenn man weiß, dass man nicht alleine ist. Mit meiner Mutter und meinen Schwestern tausche ich mich ständig aus, aber bei Sandra ist es etwas anderes. Sie hat das Wissen und die Erfahrung, welche wir niemals haben werden. Ich habe so großes Vertrauen zu ihr. Auch mein Papa akzeptiert sie immer mehr und nennt sie nicht mehr „Abkratzhilfe". Dr. Hartung vermittelt ebenfalls Kompetenz und Einsatz. Dass er auch aus dem Rettungshubschrauber zurückruft, finde ich schon beeindruckend.

Als ich Dr. Hartung das erste Mal bei uns antraf, hatte ich meine Zweifel, ob er überhaupt ein Arzt ist. Er sieht eher aus wie ein Männermodel aus einem Hochglanz-Modemagazin für Männer über 50. Elegant, schick gekleidet, schlank, lässig die Hände in der Tasche. Wenn er dann aber den Mund aufmacht, merkt man dann jedoch sofort, dass er vom Fach ist. Auch meine Mutter mag er, nachdem sie ihn – wie einen ihrer Schüler aus der ersten Klasse – bei einem Hausbesuch mal zurechtgewiesen hat, dass man die ARD-Sendung „Markt" ja wohl kennen müsse. Als er dies verneinte, musste er einen Vortrag und Muttis wehenden Zeigefinger über sich ergehen lassen, was er auch tat.

So wie Sandra strahlt auch Dr. Hartung immer eine Ruhe und beinahe Gelassenheit aus, die beeindruckend sind. Ich habe mich oft gefragt, wie sie es schaffen. Ich finde ihren Job dermaßen schwer und ergreifend, dass ich mir nicht vorstellen kann, dass ich so gelassen wäre. Ab und an unterhalten Sandra und ich uns auch über persönliche Dinge. Ich erfahre von ihr ein paar private Sachen und ich selbst erzähle von mir und meiner Familie.

Sie war es auch, die ich befrage, ob es gut ist, wenn meine Kinder meinen Vater so schwer krank im Bett liegen sehen. Sie meinte daraufhin, dass ich die Kinder entscheiden lassen soll. Sie sind mit 16 und 18 alt genug, diese Entscheidung zu treffen. Oftmals können Jugendliche mit kranken, älteren Leuten besser umgehen als ältere Angehörige. Ich befolge ihren Rat und lass die Kinder entscheiden.

Sie erzählt mir auch, dass es Patienten gibt, die wieder genesen und anschließend nicht mehr palliativ betreut werden müssen, und dass es Patienten gibt, die sie jahrelang schon betreut. Also „palliativ" muss nicht immer gleichbedeutend mit „sterben" sein, denke ich bei mir. Es gibt auch für Papa noch Hoffnung.

Mittags und abends hat mein Vater Appetit. Ich gebe ihm zunächst erstmal nur Obst und Joghurt. Er sagt auch wieder Bescheid, wenn er auf Toilette muss, und ich helfe ihm mit der Ente. Meinem Vater geht es von Stunde zu Stunde sichtlich besser. Wir erzählen viel. Er will wissen, was passiert ist und ich berichte von den letzten Tagen, gehe aber auf den stinkigen Stuhlgang nicht ein.

Papa kann sich an nichts erinnern. Ich frage ihn, ob er etwas geträumt hat oder Schmerzen hatte, aber er weiß es nicht. In den Nächten stelle ich das Seitenteil von seinem Bett aber trotzdem hoch. Als er es das erste Mal bewusst mitbekommt, habe ich es wieder heruntergestellt, weil er protestiert hat. Ich ziehe es also erst, wenn er schläft, möglichst leise hoch. Ich fühle mich irgendwie nicht gut dabei. Bei Säuglingen und Kleinkindern macht man es ja auch, aber bei den Eltern? Außerdem kennen Babys es zunächst nicht anders. Aber einen älteren Menschen einzusperren, so dass er alleine nicht aus dem Bett kommt, ist entwürdigend. Ich muss es aber tun, da ich sonst immer Angst habe, dass er rausfällt und ich doch mal einschlafe und das nicht sofort mitbekomme.

Ich habe im Internet einen Urinbeutel für Männer bestellt. Es sieht ein wenig aus wie Strapse für Männer, aber beim genaueren Hinsehen finde ich es eigentlich praktisch. Das beste Stück wird in eine Art Silikonpenis getan und die ganze Vorrichtung wird mit Schnüren und Klettverschlüsse um Po und Beine befestigt. Aus dem Silikonteil geht der Urin in einen Beutel, den man ans Pflegebett hängen kann.

Ich sende ein Bild von meiner neuen Errungenschaft und meine Schwestern lachen sich kaputt. Wenn man aber nachts so häufig Windeln wechseln oder minutenlang die Ente ans Geschlecht halten muss, wird man eben kreativ. Warum gibt es nicht etwas, was um den Penis herumgeht und den Urin über einen Schlauch in einen Beutel befördert? Ich hatte sogar schon mit meinem Mann überlegt, so etwas selbst zu bauen, und wollte ihn beauftragen, in den Baumarkt zu fahren, als er dann aber meinte, dass man so was vielleicht erst einmal im Internet suchen sollte. Und da gibt es meine Idee tatsächlich schon.

Es funktioniert auch, aber mein Papa hat es nur eine Nacht über sich ergehen lassen.

Ich überlege auch, warum die Enten manchmal so unhandlich sind. Die Ente vom Bett z. B. kann ich nie richtig am Waschbecken ausspülen. Der Hals ist zu lang. Mir kommt der Gedanke, wie es bei Frauen eigentlich alles gehandhabt wird. Bei einem Mann kann man wenigstens noch eine Ente benutzen. Was macht man eigentlich bei einer inkontinenten Frau? Man kann doch nicht ständig Windeln wechseln.

Am 12.04.2022 kommt Kathrin aus Berlin. Sie sollte erst am Karfreitag, also am 15.04.2022 kommen, aber sie hält es nicht mehr aus. Sie konnte die letzten Tage kaum schlafen und arbeiten und möchte bei Papa sein.

Tine ruft regelmäßig an und kann jetzt über FaceTime mit Papa wieder telefonieren und ihn sehen.

Wir alle sind froh, dass es Papa besser geht.

Meine Mutter fängt an, alles österlich zu schmücken. Sie macht es wirklich immer alles sehr schön. Ich fühle mich in meine Kindheit zurückversetzt, da ich nach langer Zeit mal wieder beim Auspacken ihrer Osterkisten dabei bin.

Biggi kommt uns besuchen. Sie bleibt lange und wir erzählen und lachen viel. Sie berichtet von ihrer Lage bei ihren Oldies, wie sie immer so schön sagt und wir erzählen von Papa. Sie setzt sich auch ans Bett meines Vaters und erzählt mit ihm. Mein Vater ist wieder völlig klar im Kopf, was man an seinen Fragen und Erzählungen erkennt.

Unglaublich, denke ich. Vor fast drei Tagen befürchteten wir das Schlimmste, und jetzt geht es ihm wieder relativ gut.

Biggi schenkt mir ein Buch, welches eine Journalistin geschrieben hat, deren Eltern zeitgleich krank wurden. Die Autorin berichtet über die Probleme, die sie hatte, da die Mutter in einem Krankenhaus lag und der Vater in einem einhundertfünfzig Kilometer entfernten Krankenhaus. Die Mutter hat Krebs und der Vater ist dement. Es ist ein gutes Buch. Es kommt darin auch gut zum Ausdruck, wie schwierig und belastend die Corona-Zeit für ihre Familie und den Vater waren. Nichts wurde mehr erlaubt, alle Aktivitäten, die so wichtig waren für ihren dementen Vater, wurden eingestellt. Besuchsverbot im Pflegeheim, das ständige Maskentragen, alles Dinge, die ein dementer Mensch nicht begreift.

Mein Cousin Gerd kommt vorbei, um nach meinem Vater zu sehen. Mein Papa freut sich, und auch dieser Besuch ist eine schöne Ablenkung in dem komischen Alltag, den wir haben. Man fühlt sich oftmals wie in einer anderen Welt. Dadurch, dass meine Mutti alle Einkäufe erledigt, komme ich aus dem Haus gar nicht mehr heraus. Mein Highlight ist es, wenn ich in den Getränkemarkt fahren kann, um Wasser zu kaufen, da dies für meine Mutti zu schwer ist.

Der Blutzuckerwert meines Vaters pegelt sich langsam wieder ein. Er ist immer noch sehr hoch, aber durch das Umstellen der Dosierung und die Umstellung von Langzeit-Insulin auf Kurzzeit-Insulin geht es meinem Vater von Tag zu Tag besser. Es ist beunruhigend für uns, immer wieder zu erfahren, welche Ursache oder Wirkung manche Krankheit mit sich bringt. Sei es Parkinson, Diabetes, die Herzinsuffizienz mit dem Blutverdünner oder die Wassereinlagerungen bei meinem Vater.

Die Medikamentenpläne müssen wöchentlich angepasst werden. Wir Schwestern nennen unseren Papa mittlerweile oft Miezekatze, weil er so viele Leben hat.

Ostern steht vor der Tür, und meinem Papa geht es besser. Er kann wieder allein mit dem Rollator laufen und sich sogar alleine duschen. Man muss danebenstehen, aber er macht das meiste wieder selbst. Ostersonntag hilft mir mein Papa beim Kuchenbacken und Rouladenmachen. Dabei nascht er ständig und ich freue mich. Es fühlt sich gerade alles gut an, so normal.

Es ist so schön, dass wir zusammen mit ihm die Ostertage verleben können.

Kathrin, mein Schwager, mein Mann und ich sind auf dem 50. Geburtstag meiner Cousine, und es macht Spaß, zu tanzen und die Verwandtschaft zu sehen.

Meine Mutti traut sich auch zu, allein bei meinem Vater zu bleiben. Nachts sind Kathrin oder ich aber wieder bei meinen Eltern und hüten die Matratze neben Papas Bett. Sein Blutzuckerwert ist immer noch recht hoch, wird aber langsam besser. Das Messen des Blutzuckers und die Gabe der Insulineinheiten dokumentieren wir nun gewissenhaft dreimal am Tag. Wir haben vom gemessenen Wert die Zahl „6" abzuziehen und der verbleibende Wert muss mit Insulin zugeführt werden.

Wir haben jetzt insofern ein Problem, dass wir alle arbeiten müssen.

Da es meinem Vater wieder besser geht, rufe ich einen mir empfohlenen Pflegedienst mit Tageseinrichtung an, welcher sogar noch freie Kapazitäten hat. Da meine Mutti gerne mittwochs und donnerstags ihren Sport machen möchte, einigen wir uns darauf, dass mein Vater an diesen Tagen in die Tagespflege des Pflegedienstes geht.

Montags und freitags will ich bei meinen Eltern im Homeoffice arbeiten.

Papa in der Tagespflege

Am Donnerstag, den 19.04.2022, soll dann der erste Tag sein. Ich bin spürbar aufgeregt. So sehr begeistert ist mein Vater nicht von dem Vorschlag der Tagespflege. Aber wir erklären ihm, dass wir langfristig gesehen keine andere Lösung wüssten und gucken wollen, wie es ihm gefällt. Wir wollen es zumindest einmal ausprobieren.

Ich fahre morgens 7:30 Uhr zu meinen Eltern, und es ist Panik angesagt. Mein Vater hat sich mehr oder weniger allein zurechtgemacht, und meiner Mutter geht es schlecht. Ihr Kreislauf kollabiert und sie kriecht förmlich durch die Wohnung. Ich weiß zuerst gar nicht, was ich machen soll. Papa zu seinem ersten Tag in der Tagespflege bringen oder bei Mutti bleiben. Ich bitte meine Mutti sich ins Bett zu legen, das Telefon griffbereit zu haben und den Notruf zu betätigen, falls es schlimmer wird. Ich will Papa zur Tagespflege bringen und im Anschluss wieder zu meiner Mutter fahren.

Irgendwie ein wenig verwirrt und nervös fahren Papa und ich dann los. Ich muss an seinen Rollator, Wechselsachen, Pants, Ente, Insulin, Medikamente, Medikamentenplan usw. denken und darf nichts vergessen, weil es wichtig ist, dass mein Papa alles regelmäßig bekommt. Wir kommen dort an, und ich muss durchatmen. Hoffentlich gefällt es Papa. Dieser Tag wird entscheidend sein.

Ich bin zuvor schon mal allein dort gewesen, habe mir das Gebäude angesehen und war positiv überrascht. Die Tagespflege liegt mitten auf einem Feld, ist ein Flachdachgebäude und sieht klein aus.

Es begrüßt uns eine sehr nette Pflegerin. Wir sind die ersten und so hat sie Zeit, um uns alles in Ruhe zu zeigen. Vom Eingang aus geht man einen kleinen Gang entlang und befindet sich dann auch schon in der Mitte des Gebäudes. Es ist ein großer Aufenthaltsraum, in dem die älteren Herrschaften essen, spielen und andere Aktivitäten wie Sport machen. Der Raum ist so schön hell, was daran liegt, dass die Decke eine große Glaskuppel hat, ähnlich einem Atrium.

Von diesem Raum aus geht es über einen kleinen Flur in zwei Schlafräume, getrennt mit Ruheliegen für Männer und Frauen. Ein Gang führt zur Küche und zur Außenterrasse.

In der Küche ist gerade zu sehen, dass die Pflegerin das Frühstück für die Senioren vorbereitet. Es ist liebevoll zubereitet mit Obst und Gemüse auf jedem Teller. Ich frage, ob sie selbst kochen würden, und sie bejaht es. Manche Senioren helfen auch gerne bei der Zubereitung des Essens mit, sei es durch Schälen, Schneiden oder Sonstiges. Ein Raum führt zum Bad. Das Bad ist recht großzügig mit Handläufen ausgestattet und es liegt vielleicht fünf Meter vom Aufenthaltsraum entfernt. Darüber bin ich froh, da ich ja weiß, dass mein Vater mit dem pünktlichen Toilettengängen seine Probleme hat.

An der Gangseite stehen Schränke mit Fächern für jeden Patienten.

Mein Papa sieht sich alles neugierig an und setzt sich dann in den Aufenthaltsraum. Die Schwester spricht noch mit mir über Organisatorisches.

Ich muss weinen, weil ich mir so schlecht vorkomme. Die eigenen Kinder hat man ja auch in die Krippe und den Kindergarten gebracht, aber da fühlte ich mich nicht so schlecht. Bei Eltern ist das irgendwie schlimmer. Es fühlt sich jetzt so an wie „abgeben" oder „loswerden".

Sie lächelt mich an und meint, dass sie mich verstehen könne, dass die älteren Herrschaften aber gerne kommen und in der Tagespflege durchschnittlich auch älter werden, als wenn man sie in ein Pflegeheim bringt. Außerdem soll mein Vater ja nur an zwei Tagen in der Woche kommen, und da ist es doch okay und für ihn auch eine Abwechslung.

Ich sage ihr, dass mein Papa Palliativpatient ist und sie meint daraufhin, dass es kein Problem ist, da sie mehrere Palliativpatienten bei sich in der Tagespflege haben. Ich bin erleichtert.

Ich sollte meinen Papa an diesem Tag um 15:15 Uhr abholen. Ich verabschiede mich von Papa mit einem Küsschen und beobachte noch, wie die anderen älteren Damen und Herren von einem Fahrer gebracht werden. Sie begrüßen die Schwester herzlich, schnattern wild durcheinander und wirken fröhlich. Überall stehen Rollatoren. Die älteren Herrschaften müssen alle eine Maske tragen und sich beim Hineingehen die Hände desinfizieren und es wird ihre Temperatur gemessen. Mir tun die älteren Herrschaften beim Masketragen manchmal wirklich leid. Sie sehen weniger, haben Probleme, die Maske umzubinden, wenn sie Hörgeräte und Brillen tragen und sie bekommen schlecht Luft.

„Hoffentlich gefällt es Papa, hoffentlich gefällt es Papa …", wie ein Mantra sage ich es wieder und wieder zu mir. Es ist so wichtig für uns alle und die nächsten Wochen und Monate.

Ich fahre zu meiner Mutter. Sie sitzt am Frühstückstisch, und es geht ihr besser.

Die Aufregung heute früh, pünktlich auf die Minute meinen Vater „abreisebereit" geduscht zu haben und eine Tasche mit allem Notwendigen fertig zu haben, sind zu viel für sie gewesen.

Ich vereinbare mit meiner Mutti, dass ich Papa nach der Tagesstätte bis Montag früh zu mir nach Doberan nehme und sie sich vier Tage mal erholen soll. So machen wir es auch.

Papa ist bei mir zu Hause

Am Nachmittag rase ich zur Tagespflege, damit ich auch ja nicht am ersten Tag zu spät bin. Ich komme an. Es sind scheinbar noch alle Damen und Herren da, weil der Fahrer vor dem Gebäude wartet. Die nur 15 Senioren, die es in dieser kleinen Einrichtung gibt, sitzen im Aufenthaltsraum. Zuerst sehe ich meinen Vater nicht sofort, da er mit zwei Frauen an einem Tisch sitzt und mit ihnen „Mensch ärgere dich nicht", spielt.

Ich gebe Papa einen Begrüßungskuss und setze mich dazu. Er erzählt stolz, dass er die erste Partie gewonnen hat, nun aber wohl am Verlieren ist. Mein Papa würfelt und eine der Damen setzt das Männchen. Ich vermute, dass sie es deshalb machen, weil mein Papa mit seinem Zittern die Männchen sonst immer umgerissen hätte. Er spielt zu Ende. Ich gehe in der Zeit zu einer Pflegerin und frage sie vorsichtig, wie es lief. Sie meint, dass sie einen sehr guten Eindruck hat. Mein Papa hat alles mitgemacht. Morgens hätten sie kleine Gymnastikübungen und Übungen mit einem Ball gemacht. Papa hat sich mit den anderen Damen und Herren auch unterhalten und ist zugänglich. Er ist immer rechtzeitig auf die Toilette gegangen.

Papa hat auch ein zweites Frühstück gegessen und auch zum Mittag alles weggeputzt. Beim Kaffee hätte er auch den Kuchen aufgegessen. Letzteres konnte ich mir gut vorstellen, da mein Vater eine Naschkatze ist.

Auf dem Weg von der Tagesstätte zu mir nach Hause bin ich natürlich neugierig und will von Papa alles genau wissen, wie es ihm gefallen hat, was es zu essen gab und welche Übungen er machen sollte. Ich habe einen guten Eindruck, bin mir aber nicht ganz sicher, weil ich weiß, dass mein Vater alles erzählt hätte, um uns zu beruhigen. Für den ersten Tag bin ich aber zufrieden.

Meine Familie wartet schon auf Opa und es unterhalten sich alle mit ihm. Opa will wissen, ob die „Lehrer artig waren" (das fragte er seine Enkelkinder eigentlich immer) und sie erzählen ihm von der Schule. Er will auch wissen, was sie mal werden wollen und erzählt selbst von früher. Ich bin oft in der Küche mit Essensvorbereitung beschäftigt, höre aber trotzdem, wie viel mein Vater redet und muss mal wieder staunen.

Es ist wirklich immer wieder ein Auf und Ab, Hoffen, Bangen mit und um ihn …

20.04.22, 18:28:37] Tine: Brittachen, ganz lieben Dank für alles. Es war fast zu erwarten, dass Mutti zusammenbricht. Ich hatte gestern Abend angerufen. Sie hatte mir erzählt, dass sie befürchtete, dass Papas Stuhlgang in der Nacht einsetzt, nachdem sie ihm Backpflaumen gegeben hat. Wenn dem so war, muss es echt hart gewesen sein. Wie ist es mit der Tagespflege gelaufen? Großes Küssi

[20.04.22, 19:38:40] Kathrin: Und wie gefiel es ihm selbst?

Am Freitag arbeite ich nur bis Mittag am Computer. Papa ist bei mir, liest Zeitung oder nickt mal ein.

Die Kinder kommen von der Schule und gehen eine kleine Runde mit ihm spazieren und quatschen mit ihm. Nachmittags gehe ich mit meinem Papa noch zum Hörakustiker, die Hörgeräte überprüfen lassen. Es ist so schön, mit ihm zusammen zu sein.

Am Samstag hilft mein Vater uns sogar beim Rindenmulch verteilen. Ich gebe meinem Papa eine Schaufel und einen Eimer, und er soll den Mulch hineinschippen. Dabei sitzt er im Rollstuhl. Er ist eine richtige Hilfe und ich freue mich so, ihm dabei zuzusehen. Unsere Übermieter kommen noch vorbei und erzählen lange mit meinem Papa. Es ist alles so schön normal und ich hoffe so sehr, dass alles wieder gut werden würde. Papa ist ein Kämpfer.

Er muss mir beim Zubereiten des Gulaschs helfen und Gurken, Pilze und Paprika schneiden. Jedes zweite Stück wandert dabei in seinen Mund, aber das ist egal.

Auch abends lasse ich ihn immer kleine Aufgaben am Tisch machen. Meine Schwestern schreiben hierzu

23.04.22, 18:18:25] Tine: Brittachen, du wärst auch eine gute Lehrerin gewesen ☺
[23.04.22, 18:20:26] Tine: So artig hat er wahrscheinlich noch nie aufs Abendbrot gewartet ☺

[23.04.22, 18:38:27] Kathrin: Es ist schön, wie du ihn einspannst. Dann lasst euch den Gulasch mal gut schmecken oder gibt es den erst morgen Mittag?

Ich frage meinen Papa wieder einmal das Einmaleins ab. Es ist erstaunlich, wie gut er immer noch im Kopfrechnen ist. Oftmals wirkt er ja schon tüddelig, fast dement, da er manche Sachen immer und immer wieder wiederholt, aber im Kopfrechnen ist mein Vater unschlagbar.

Zuerst denke ich auch, dass er nur Multiplikation so gut kann, weil er die Malfolgen einmal auswendig gelernt hat. Aber er kann auch addieren, subtrahieren und dividieren. Manchmal braucht er für die Lösung ein wenig länger, aber ich selbst bin auch nicht schneller.

Wenn ich ihn dann dafür lobe, wie super er rechnen kann, freut er sich und ich darf mir zum hundertsten Mal anhören, dass er in Mathe immer eine Eins hatte, auch nachdem er vom Dorf in die Stadt-Oberschule kam und aufgrund des Krieges nicht immer Schule hatte.

Den Sonnabend und Sonntag verleben wir mit meinem Vater recht ruhig. Das Wetter ist sehr schön und so sitzen wir mehr oder weniger in unserem Garten. Mein Papa schläft gerne auf unserem Liegestuhl, hat das Basecap meines Mannes auf und sieht damit fast cool aus.

Wir gucken uns wieder Fotoalben an. Papa will unbedingt noch einmal auf den Friedhof und das Grab von Peter B. finden.

Ich fahre ihn also wieder mit dem Rollstuhl zum Friedhof und keuche ganz schön, da der Anstieg wirklich beschwerlich ist. Meine Mutti weiß, wo das Grab ist und beschreibt uns die Lage.

Wir fahren die schöne Baumallee hoch, wo man direkt auf einen riesigen Stein zukommt, indem der Name von Propst Ehlers eingraviert ist. Das war der Religionslehrer meines Vaters und bei meinem Vater blühen Erinnerungen auf, von denen er mir berichtet. Wir lassen uns Zeit. Das Wetter ist schön, alles ist so grün und die Vögel zwitschern.

Wir suchen schon eine ganze Weile nach dem Grab von Peter B. Zwischen den Gräbern sind immer wieder Rasenflächen, über die ich mit meinem Papa fahre, die sich aber mit dem Rollstuhl nicht so einfach befahren lassen.

Ich stelle meinen Papa an einer Stelle auf dem Rasen ab und sage ihm, dass ich mal allein gucken werde. Ich finde das Grab von Peter B. nun auch, welches sich nur 20 Meter weiter befindet. Ich gehe zu meinem Papa zurück und teile ihm das mit, als er sagt, dass es „hier schön ist". Wir bleiben noch eine Weile dort, schauen uns die verschiedenen Gräber an und diskutieren darüber, welche Grabsteine uns gefallen. Mein Vater kennt noch weitere Personen, die hier ein Urnengrab haben.

Ich merke, wie auch bereits bei unserem ersten Besuch auf dem Friedhof, dass es meinem Papa wichtig ist zu wissen, wo er einmal beerdigt sein würde. Es geht nicht nur um das Grab von Peter B., es geht auch um seine eigene letzte Ruhestätte.

Dieses Mal bin ich auch gefasster. Der Gedanke, dass mein Papa vielleicht bald sterben wird und wir uns deswegen Gräber angucken, ist traurig. Aber ich will auch, dass mein Papa diesen für ihn wichtigen Punkt auf seiner „To-do-Liste" abhaken kann und eine Gewissheit hat, die ihn beruhigt. Ich habe das Gefühl, dass Papa mehr weiß, als er uns sagt. Er kämpft und möchte leben, ist aber so gefasst und schaut irgendwie den Tatsachen ins Gesicht. Ich bewundere ihn für diesen Mut.

Abends telefoniert mein Papa mit meiner Mutter und es ist immer niedlich ihnen dabei zuzuhören. Er vermisst meine Mutter und fragt bzw. sagt, was Mutti jetzt wohl gerade macht.

Ich will nicht, dass er Schuldgefühle bekommt, weil er nun bei uns ist, damit Mutti mal entlastet wird. Aber ich glaube schon, dass mein Papa es so sieht. Er ist zwar gut drauf, aber er will eigentlich lieber bei Mutti und in seinem Garten sitzen. Abends guckt mein Papa meistens Nachrichten.

Als er einmal so auf unserer Couch sitzt, sehe ich beim Vorbeigehen, dass er eine von unseren Katzen streichelt, die sich zu ihm gesetzt hat. Ich bin mir zunächst absolut sicher, dass das nur unser Kater Findus sein kann. Als ich genauer hinschaue, erkenne ich Queeny, unsere Katze. Man muss dazu sagen, dass

Queeny seit ihrer Geburt (und das ist elf Jahre her) immer noch sehr scheu ist. Die einzigen, die sie streicheln dürfen, sind wir. Und dabei dürfen wir sie selten länger als dreißig Sekunden auf den Arm nehmen. Haben wir Besuch, versteckt Queeny sich die ganze Zeit im Fernsehschrank oder unter dem Bett im Schlafzimmer und kommt wirklich erst dann wieder raus, wenn die Luft rein ist.

Queeny liegt also tatsächlich neben meinem Vater auf der Couch und lässt sich von ihm streicheln. Meinem Papa ist diese außergewöhnliche Situation gar nicht gleich bewusst. Ich trommele die Familie zusammen, mache Fotos für die Familien-WhatsApp-Gruppe und wir alle staunen. Sowohl mein Vater als auch Queeny sehen dermaßen gechillt in dieser Situation aus, dass es einfach nur zu rührend ist.

Mein Papa schläft gut bei uns. Zwei- bis dreimal muss ich ihm helfen mit der Ente in der Nacht, aber er sagt immer Bescheid und so haben wir nicht ein einziges Malheur. Ich stelle fest, dass es bei mir zu Hause alles viel einfacher geht. Alle Türen sind bei uns breiter und wir haben keine Türschwellen. Mit dem Rollator kann mein Vater im Bad viel besser rangieren. Unsere Dusche ist groß und ebenerdig.

Das Einzige, was unpraktisch ist, ist das fehlende Pflegebett. Unser Besucherbett ist sehr flach und für jemanden wie meinen Papa nicht so geeignet.

Wir nehmen zusammen alle Mahlzeiten ein und müssen viel lachen über und mit meinem Papa. Er ist so eine große Naschkatze und trinkt für sein Leben gerne Milch. Die Kinder können gar nicht so schnell gucken, wie er auch ihre Gläser leer trinkt. Dabei guckt er so unschuldig, dass wir nur lachen können. Mein Vater schätzt auch unsere Kaffeemaschine sehr und bestellt sich mehrere Latte macchiato hintereinander.

Wir messen regelmäßig seinen Blutzuckerwert und beim Pieksen, sei es im Ohrläppchen oder im Finger, jault mein Papa immer auf. Seine Werte schwanken zwischen 8 und 30 und wir sind doch beunruhigt. Wir messen auch selbst mal bei uns und staunen, dass wir nur einen Wert von 4 haben.

Manchmal habe ich den Eindruck, wenn wir so viel Insulin zugeben müssen, dass mein Papa dann auch gleich verwirrter bzw. dementer wirkt, als wenn sein Blutzuckerwert niedriger ist. Dass es zwischen Diabetes und Alzheimer Zusammenhänge gibt, ist mir bekannt, dass es sich aber sofort zeitnah am selben Tag zeigt, wusste ich nicht. Und eine Alternative gibt es für meinen Papa mit 84 wahrscheinlich auch nicht.

Wir machen uns ein sehr schönes Wochenende, aber weil mein Vater Heimweh hat, bringe ich ihn am Montag zu meiner Mutti.

Es geht bergauf

Die kommende Woche ab dem 25.04.2022 läuft auch gut. Papa und ich gehen sogar wieder eine Runde mit dem Rollator durch das Wohngebiet meiner Eltern. Mittlerweile bin ich auf sein spontanes Pullern vorbereitet und habe eine blaue Umhängetasche von meiner Mutter umgebunden, in welcher ich eine Ente und Taschentücher mit mir rumtrage. Somit ist jedes Malheur ausgeschlossen und wir können entspannt spazieren gehen.

Wir fahren auch einmal zu dem Friedhof, auf dem meines Papas Mutter, also meine Oma, beerdigt ist. Wir verweilen dort anderthalb Stunden, erzählen und schauen uns auch hier wieder andere Gräber an.

Wenn Papa jetzt im Strandkorb sitzt, bleibe ich auch bei ihm sitzen, und wir kuscheln ein bisschen. Ich bin sonst eigentlich auch eher der ruhelose Mensch, aber ich bin mir mittlerweile bewusst, dass jeder Tag der letzte sein könnte. Und da lasse ich die Wäsche auch mal in der Waschmaschine liegen und hänge sie später auf.

Bei einer dieser ruhigen Momente, mein Papa steht mit dem Rollstuhl auf der Terrasse, und ich sitze auf der Treppe zum Garten, genießen wir nicht nur die Sonnenstrahlen, sondern wir quatschen auch über Gott und die Welt. Mein Papa erzählt davon, dass er trotz seiner vielen Krankheiten 84 Jahre geworden ist und dass er nie geglaubt hätte, einmal so alt zu werden. Sein eigener Vater wurde nur 67 Jahre alt. Mein Papa würde gerne noch den 85. Geburtstag feiern wollen, aber das wird ja vielleicht nichts mehr, meint er. Er sagt es so ruhig und gefasst. Ich bin traurig darüber, aber nicht mehr so verzweifelt wie am Anfang. Ich frage ihn, ob er zufrieden mit seinem Leben war oder etwas anders machen würde und er antwortet wortwörtlich: „Ich hatte ein schönes Leben."

Ich frage ihn auch, ob er Mutti wieder heiraten würde, und auch da antwortet er: „Ja, mit allen ihren Ecken und Kanten" und lächelt dabei.

In diesem Moment wird mir bewusst, wie wichtig diese Fragen und Antworten für mich sind.

Ich frage meinen Papa auch, ob er möchte, dass wir sein Mietshaus behalten. Er antwortet, dass er sich freuen würde, wenn es weiterhin in unserem Besitz bliebe, wir es aber verkaufen sollten, wenn es uns belastet. Mein Vater hat dieses Haus selbst im Jahr 1958 von seinem Vater geschenkt bekommen. Ich schwöre mir in diesem Moment, dass wir Papas Haus weiterführen werden, egal, was kommen mag.

Am Mittwoch und Donnerstag wird mein Papa vom Fahrer der Tagespflege von zu Hause abgeholt. Die Aufenthalte dort gefallen meinem Papa. Er ist abends sichtlich geschafft und möchte nach dem Abendbrot dann auch schnell ins Bett.

Am Donnerstag, den 28.04.2022, hole ich Papa wieder ab. Wir wollen abends anlässlich Rickys 18. Geburtstag essen gehen. Wir fahren zu einem Chinesen in die Stadt und Papa sieht „so schmuck" aus. Mutti hat ihn extra zum festlichen Anlass in einen Anzug gesteckt.

Das gemeinsame Essen ist schön und lustig. Wir bestellen uns alle Cocktails und für meinen Vater ein Bier, welches er in einem Zug austrinkt. Er isst gut, auch wenn es manchmal ein wenig unkoordiniert aussieht. Er nimmt am Gespräch teil, und wir sind ein wenig erschrocken, als mein Papa das Kerzenglas mit Teelicht darin anhebt und trinken will.

Es ist ein schöner Abend, und wir freuen uns, dass Papa an Rickys 18. Geburtstag dabei sein kann. Abends bringe ich ihn dann ins Bett und gebe ihm, wie immer, ein Küsschen zum Abschied auf die Stirn.

Wie so oft in letzter Zeit sagt mein Papa „danke", worüber ich mich immer total freue.

Auch Muttis Kochkünste lobt mein Papa jetzt öfter als früher. Auch sie freut sich über die Komplimente.

Da es meinem Papa besser geht und meine Mutter sich die Nächte mit ihm allein zutraut, bin ich auch nicht mehr jede Nacht da.

Wir Kinder fragen trotzdem fast jeden Tag bei meiner Mutti nach, ob sie Hilfe braucht. Sie schläft jetzt auf der Matratze, allerdings im Wohnzimmer. Mein Papa möchte meiner Mutter nicht zur Last fallen und möglichst alles eigenständig machen. Er duscht sich selbst und geht nachts auch allein auf Toilette. Das klappt eigentlich meistens.

Er möchte auch keine Pants mehr anhaben in der Nacht, sondern allein in die Ente pullern. Hierfür hat Kathrin eine neue Ente mit Halterung gekauft, die er benutzt.

Am 05.05.2022 habe ich Geburtstag. Wir wollen an diesem Tag nur im kleinen Kreis feiern, da ich meinen 50. Geburtstag am 21.05.2022, dann aber mit fünfundsechzig Leuten, in einer Gaststätte feiern möchte.

Ich hole meinen Papa von der Tageseinrichtung ab. Er sieht zufrieden aus. Alle sind dort in der Tageseinrichtung so herzlich und lieb, dass mein anfängliches schlechtes Gewissen, ihn dort „abgegeben" zu haben, weg ist. Sowohl der Fahrer, die Pfleger, als auch die Tischdamen meines Vaters in der Einrichtung beglückwünschen mich zum 50. Geburtstag und schütteln mir die Hände. Entweder haben meine Mutter oder mein Papa ganz offensichtlich gepetzt.

Er freut sich, mich zu sehen, und alle wünschen ihm ein schönes Kaffeetrinken.

Ich stelle der Pflegerin noch schnell ein paar Fragen, wie „Hat mein Papa gut gegessen?", „Hat er an den Angeboten teilgenommen?", „Hat er geschlafen?", „Hat er eingepullert?", „Wie hoch ist sein Blutzucker?" und muss selbst lachen, als ich mich so fragen höre. Ich sage zur Pflegerin, dass ich mir vorkomme wie zu Zeiten, als ich die Kinder aus der Krippe oder dem Kindergarten abgeholt habe und sie sagt dann auch prompt: „Das ist hier auch ein wenig wie Kindergarten, nur für ältere Leute."

Mein Papa hat jemanden kennengelernt, der wiederum jemanden kennt, den er kennt usw. und er erzählt davon. Manchmal ein wenig verwirrt, wie ich finde, aber ich bin froh, dass er sich mit anderen Leuten austauscht und Anregungen bekommt. Wir fahren mit dem Auto und nach einer Weile frage ich ihn auch, ob er weiß, welcher Tag heute ist und was wir vorhaben, da er mir so richtig noch gar nicht gratuliert hat und er meint, dass wir jetzt Kaffee trinken wollen.

Ich muss ein wenig schmunzeln, streichele seinen Arm und finde es in dem Moment auch wirklich nicht schlimm, dass er nicht überschwänglich gratuliert oder so. Wir kommen auf dem Weg von der Tageseinrichtung zu mir nach Hause wieder an Dörfern vorbei, bei denen er mir zum x-ten Male erzählt, was er dazu weiß und erlebt hat. Am liebsten mag ich es, wenn Papa davon erzählt, dass er von der Oberschule nach Hause mit seinem Cousin Klaus mit dem Fahrrad um die Wette gefahren ist und die Strecke in dreißig Minuten geschafft hat. Er hat dabei immer gelacht und ist auch heute noch, nach achtundsechzig Jahren, sichtlich stolz auf dieses Ergebnis.

Er ist ein wenig traurig, weil er merkt, dass seine Orientierung schlechter geworden ist und er manche Ortschaften nicht wiedererkennt. Er kann mir z. B. nicht die Orte nennen, durch die der Fahrer fährt, wenn er die Senioren morgens alle einsammelt. Als ich einmal selbst den Fahrer zu seiner Strecke befrage und er mir die Dörfer aufzählt, weiß ich, dass mein Papa wahrscheinlich doch schon ein klein wenig dement wird, denn die Dörfer kennt er eigentlich alle.

Wir feiern meinen Geburtstag mit Kaffeetrinken und Kuchenessen, und mein Papa plündert die gesamte Nasch-Deko einschließlich Rosenblätter vom Tisch. Abends gibt es Chili con Carne über dem Feuer draußen, und wir machen noch eine Feuerschale an.

Mein Papa nickt manchmal zwischendurch ein, bekommt aber alles mit und beteiligt sich am Gespräch. Meine Freundin Biggi und ihr Vater kommen auch noch vorbei. Ich bin an meinem 50. Geburtstag wirklich glücklich, da ich diesen mit meiner Familie und meinen Eltern zusammen feiern kann und das zu schätzen weiß. Ich bin mir an diesem Tag auch sehr sicher, dass mein Papa bei meiner großen Feier am 21.05.2022 dabei sein wird. Es sind ja nur noch sechzehn Tage bis dahin. Ich habe ein Zimmer in der Gaststätte reserviert, in dem mein Vater dann auch schlafen kann.

Für das Wochenende vom 06.05.2022 bis 09.05.2022 möchte ich eigentlich, dass mein Papa wieder bei mir zu Hause ist.

Meine Mutti teilt mir jedoch über WhatsApp am 06.05.2022 mit, dass mein Papa sich nicht so wohl fühlt und zu Hause bleiben möchte. Ich mache mir zunächst Vorwürfe und überlege, ob der gestrige Tag für Papa zu anstrengend war und fahre auch noch mal zu meinen Eltern. Mein Papa liegt im Strandkorb. Er hat so geschwollene Beine, dass er in keine Schuhe mehr passt. Es sind wieder Wassereinlagerungen.

Wir essen noch ein Eis zusammen und erzählen. Mein Papa möchte bei meiner Mutter bleiben und das akzeptiere ich auch. Die beiden schaffen es zusammen. Das weiß ich. Es läuft anders, als wenn Kathrin oder ich wie kreisende Helikopter um meinen Vater herumwuseln, aber es funktioniert auch. Mutti und ich verbleiben so, dass sie mich sofort anrufen soll, wenn etwas ist. Sie teilt mir die Blutzuckerwerte täglich mit und wir beraten alles per WhatsApp zusammen. Das Wasser in seinen Beinen bereitet ihr Sorgen und sie möchte, dass ich mit meinem Vater Kompressionsstrümpfe im Sanitätshaus besorge.

Außerdem möchte Mutti, dass ich zusammen mit Papa zu seinem Diabetologen gehe und von diesem seine Zuckerwerte überprüfen und bestätigen lasse, dass wir die derzeitigen Insulingaben auch richtig vornehmen. Der Palliativarzt hat ein anderes Insulinmittel verschrieben, als es meinem Papa so schlecht erging. Er muss mittlerweile dreimal am Tag Insulin gespritzt bekommen, während er früher nur abends Insulin bekam.

Ich organisiere für den 12.05. und 13.05.2022 Termine.

Am Sonntag, den 08.05.2022, feiern wir bei uns zu Hause noch ein wenig Muttertag. Kathrin und Arne, meine Schwiegermutter mit Partner kommen vorbei. Meine Mutti und mein Papa sind auch gekommen. Meine Mutti hat gerade erfahren, dass ihre Schwester gestorben ist und fährt zu meiner Cousine. Wir sitzen zusammen und mein Vater ist recht ruhig.

Am 09.05.2022 fahre ich morgens zu meinen Eltern. Mein Arbeitgeber hat mir aufgrund der Corona-Sonderregelung weitere zehn Tage Sonderurlaub gewährt. Ich habe also keinen Arbeitsdruck, nehme aber meinen Rechner mit und gucke, ob oder wie ich es schaffe zu arbeiten. Ich habe jetzt die nächsten zehn Montage Sonderurlaub.

Meine Mutti meint schon beim Ankommen, dass es meinem Papa nicht so gut geht, er in der Nacht öfter auf Toilette musste und wohl auch einiges „schiefgegangen" ist. Es ist 8:00 Uhr und mein Vater schläft.

Ich fahre meinen PC hoch und schaue alle paar Minuten nach meinem Vater. Es ist 9:00 Uhr und er schläft immer noch. Es ist 10:00 Uhr und er schläft immer noch. Ich bitte Sandra vorbeizukommen, und sie ist eine halbe Stunde später, gegen 10:30 Uhr, bei uns.

In dem Moment, als Sandra klingelt, wacht mein Vater auf. Sandra und ich sprinten an sein Bett und sehen ihn an.

„Habe ich verschlafen?", fragt mein Vater. „Alles gut, Papa, du hast Zeit", sagen wir und freuen uns. Ich hatte Sandra am Telefon schon gesagt, dass Papa so schlapp ist und nur schläft und ich ein wenig verzweifelt deswegen bin.

Mein Vater hat Hunger, und zwar richtig großen. Sandra bittet ihn, am Bett zu essen. Sie schiebt den Beistelltisch hin und mein Papa fängt an, quatschend und in sich hinein mümmelnd alles zu verputzen. Da ihm das noch nicht reicht, was wir hingestellt haben, müssen Sandra und ich abwechselnd aus der Küche Kaffee, Joghurt und Stullen holen.

Wieder einmal mehr erstaunt mich mein Vater. Auch Sandra ist sprachlos. Wir freuen uns. Vor allem, weil mein Vater sie mittlerweile auch Sandra nennt und voll und ganz akzeptiert.

Der Rest des Tages läuft normal.

Mein Papa ist am 11.05. und 12.05.2022 wieder in der Tagespflege und ich hole ihn von dort ab. Am 12.05.2022 bin ich spät dran, habe beim Arbeiten ein wenig die Zeit vergessen, pese durch die Dörfer und bin froh, dass keine Radarfalle irgendwo steht. Papa sitzt schon beim Fahrer im Bus und muss wieder aussteigen. Im Chor sagen die anderen Herrschaften: „Siehst du, sie hat dich nicht vergessen", und ich fange fast an zu weinen.

Wir wollen zum Diabetologen. Als ich ihn abhole, stelle ich fest, dass meine Mutti den Rollator vergessen hat mitzugeben, da die Tagespflege selbst welche hat. Also müssen Papa und ich diesen erst von zu Hause holen und fahren dann weiter zu mir nach Hause. Da haben wir dann noch ein wenig Zeit und erzählen mit den Kindern und meinem Mann. Da ich über Papas sporadische Verwirrtheit manchmal verwundert bin, lasse ich ihn den sogenannten „Uhrentest" machen.

Es ist ein anerkannter Test zur Früherkennung einer Demenz. Er untersucht zwei zentrale Kompetenzen der Testperson, die Gedächtnisleistung und Raumwahrnehmung, und erlaubt dadurch Rückschlüsse auf demenzielle Veränderungen. Mein Papa besteht den Test mit Bravour. Ich freue mich, und er sagt schmunzelnd und auch ein wenig protestierend, dass er doch noch nicht dement ist.

Mein Papa ist nicht so mobil heute, weshalb mein Mann uns auch direkt vor die Tür des Diabetologen fährt und dort auch wieder abholt. Beim Arzt selbst ist mein Papa richtig putzig. Er erzählt und erzählt und bittet die Ärztin dann auch glatt, dass sie mir alles erklären solle, da er es nicht mehr versteht. Und er grinst dabei.

Wenn ich mit Papa zusammen bin, fragt er immer öfter nach, wann meine große Geburtstagsfeier ist und wann Tine aus Paris zu Besuch kommt. Ich sage ihm immer und immer wieder, dass Tine am 20.05.2022 kommt und ich am 21.05.2022 feiern möchte.

Papa freut sich so sehr auf ein Wiedersehen mit Tine und ich merke, wie es in ihm arbeitet. Er zählt die Tage. Nur noch acht Tage!

Am Freitag, den 13.05.2022, bringt meine Mutti meinen Papa zu mir und ich gehe mit ihm zur Orthopädietechnik, das heißt, ins Sanitätshaus. Dieses befindet sich im Mietshaus meines Vaters und er freut sich, mal wieder in diesem Haus zu sein. Er sieht sich alles genau an, gibt Kommentare ab und meint dann nur noch, dass er sich nicht mehr darum kümmern kann und ich nun dafür verantwortlich bin.

Bei Frau Winkelmann im Sanitätshaus scherzen wir dann noch über die Sexy-Strümpfe, und sie erklärt mir zwei verschiedene Techniken, wie ich die Strümpfe anziehen soll. Ich quäle mich dabei so sehr, dass ich ins Schwitzen komme. Ich knie vor meinem Vater, stehe hinter ihm, lege sein Bein auf meins, aber diese blöden Dinger gehen einfach nicht hoch. Ich habe zu dicke Daumen oder meines Vaters Ferse ist das Problem. Mein Gott, denke ich, wie machen das denn andere? Jetzt verstehe ich auch, warum manche Pflegedienste nur zum An- und Ausziehen der Kompressionsstrümpfe bei älteren Leuten zu Hause vorbeikommen müssen. Bei Frau Winkelmann sieht das auch leichter aus. Ich bitte sie mir eine größere Nummer mitzugeben, da wir zu Hause sonst die Strümpfe nicht allein anbekommen würden.

Am Wochenende sind meine Eltern für sich. Meinem Papa geht es soweit ganz gut und meine Mutti traut sich alles alleine zu. Samstag sehen wir meine Eltern noch, da meine Cousine ein Café eingeweiht hat und jede Menge Besucher eingeladen sind. Meine Eltern kommen erst zur Kaffeezeit, als mein Mann und ich bereits losfahren wollen. Wir sehen meine Mutti mit dem Auto kommen und quatschen noch ein wenig. Mein Vater guckt neugierig drein und ich bin mir in diesem Moment wieder einmal mehr sicher, dass Papa Tines Besuch und meinen Geburtstag in jedem Fall erleben wird. Papa ist zwar krank, aber er hat sich rehabilitiert. Es ist ein Auf und Ab mit ihm, aber er hat sich bisher immer wieder von seinen akuten Krankheitssymptomen erholt.

Es ist Montag, der 16.05.2022 und ich bin pünktlich um 7:30 Uhr bei meinen Eltern. Papa schläft noch. Meine Mutti erzählt mir, dass die Nacht wieder nicht so einfach war. Sie liegt im Wohnzimmer auf der Matratze und musste ihm öfter beim Austreten helfen.

Papa wacht auf. Er fühlt sich schlapp, so dass ich beschließe, dass er nicht hinter seinem Rollator laufen soll, sondern dass ich ihn darauf sitzend zum Bad schiebe. Ich dusche ihn, creme ihn ein, rasiere ihn und es ist eigentlich alles noch normal. Dass mein Vater unterschiedliche Tagesverfassungen hat, ist für uns mittlerweile ja nicht mehr neu. Ich helfe ihm beim Ankleiden und wir schaffen es auch, die neuen Kompressionsstrümpfe anzuziehen.

Beim Frühstückessen stelle ich fest, dass mein Vater nicht so großen Appetit hat wie sonst.

Er möchte auf Toilette und ich helfe ihm dabei. Als er fertig ist, sehe und rieche ich es schon. Sein Stuhlgang ist wieder dunkel und stinkt fürchterlich. Sofort verdächtige ich meine Mutter und frage sie, ob sie ihm schon wieder Backpflaumen gegeben hat. Sie verneint es.

Papa möchte ins Wohnzimmer in seinen Fernsehsessel und ich bringe ihn dorthin. Er schläft sofort ein. Sandra fragt vormittags an, ob sie vorbeikommen soll, und ich bejahe das.

Weil Herr Dr. Hartung sich im Urlaub befindet, kommt Sandra dieses Mal mit einer anderen Palliativärztin namens Frau Dr. Moll vorbei. Sie ist sehr sympathisch, natürlich und vertrauenserweckend. Frau Dr. Moll, Sandra und ich gehen ins Wohnzimmer zu meinem Papa und ich erzähle von meinem Eindruck.

Frau Dr. Moll schaut sich seinen Medikamentenplan an und wir vereinbaren, dass mein Vater aufgrund vermehrter Wassereinlagerungen in Beinen und Bauch die Dosis erhöhen sollte. Ich erzähle ihr auch von meinem Besuch beim Diabetologen und berichte, dass die Ärztin empfiehlt, meinem Papa Langzeit- und Kurzzeitinsulin zu spritzen. Sie hat dagegen nichts einzuwenden.

Des Weiteren frage ich sie, warum mein Vater immer die Heißhungerattacken hat. Hier meint sie, dass es mit seinem Diabetes zusammenhängt. Sie fragt nach, ob mein Papa Schmerzen hat, aber er verneint es und fügt hinzu, dass er sich heute einfach nicht so gut fühlt.

Wir unterhalten uns noch eine Weile und sie erzählt mir auch, dass sie meinen Vater kürzlich in der Tagespflege besucht hat. Ich staune. Sie erzählt, dass es zur Aufgabe eines Palliativarztes gehört, zu gucken, ob es dem Patienten gut geht in einer Tagespflege, da es für ihn unter Umständen anstrengender sein kann als für normale Senioren.

Ich will natürlich auch von ihr wissen, welchen Eindruck sie hatte, und sie sagt nur Gutes über die Tagespflege. Sie betreut dort noch weitere Palliativpatienten, und die Einrichtung ist nicht nur klein und besonders fürsorglich, sondern auch fachlich gut aufgestellt. Ich bin froh, das zu hören. Es bestätigt auch meinen Eindruck von dieser Tagespflege.

Meine Mutti bittet mich, ein Rezept für Parkinson beim Hausarzt meines Vaters zu holen. Es ist so ca. 11 Uhr und ich beeile mich, um vor der Mittagspause dort zu sein. Ich fahre los, weil ich denke, dass ich spätestens in einer Viertelstunde wieder zurück bin. Ich nehme kein Handy mit. Da es Montag ist, ist auch die Arztpraxis dementsprechend voll und ich muss eine Dreiviertelstunde warten, bis ich dann endlich das Rezept und anschließend in der Apotheke die Medikamente erhalte.

Ich komme zu Hause an, und meine Mutter kommt mir ganz aufgelöst entgegen. „Warum hast du dein Handy nicht mit? Papa ist im Bad hingefallen." Ich sehe meinen Vater seitlich auf der Türschwelle zum Bad liegen. Meine Mutti hat ihm ein Handtuch unter den Kopf gelegt. Mein Vater und das ganze Bad sind beschmiert mit Exkrementen. Es stinkt wieder so fürchterlich.

Mein Vater ist von der Toilette gerutscht und hat sich im Bad entleert. Bei dem Versuch, ihn aufzurichten, haben er und meine Mutti wohl alles versucht, es aber nicht geschafft. Ich weiß zunächst gar nicht, was ich machen soll. Ich spreche meinen Papa an und bitte ihn, die Beine anzuwinkeln, so dass ich ihn im Vierfüßlerstand von hinten hochheben kann.

Mein Vater kann jedoch gar nicht mehr mithelfen. Seine Beine sind starr und steif. Ich versuche ihn hochzuheben, aber es gelingt mir nicht. Papa ist zu steif. Nach mehreren Versuchen schaffe ich es dann aber doch Papa hochzuheben und auf die Toilette zu setzen. Er entleert sich weiter. Meine Mutter und ich machen grob das Bad sauber, damit wir nicht noch ausrutschen.

Ich wasche Papa, ziehe mir aber dieses Mal Handschuhe an. Nachdem ich ihn vollständig gesäubert und umgezogen habe, bringe ich ihn ins Bett. Ich zittere vor Sorge um Papa und schwitze von der eben geleisteten Anstrengung. Ich fühle mich irgendwie überfordert. Intuitiv mache ich wohl das Richtige, aber es sind immer diese Selbstzweifel, die ich habe.

Er stöhnt und schläft. Mutti und ich machen alles sauber. Ich tigere wie eine Irre durch die Wohnung, weil ich immer noch den Verdacht habe, dass mein Vater heimlich an Backpflaumen herangekommen ist. Aber ich finde außer einem großen von meinem Papa angebissenen Stück Käse nichts.

Was ist heute los? Ich zwinge mich zur Ruhe und denke daran, dass mein Papa das schon einmal hatte und sich ja auch wieder erholt hat davon. Meine Mutter macht zum Mittag Gemüseröstlies mit Quark. Es schmeckt gut und ich frage meinen Papa, ob er auch etwas essen möchte. Er isst zwei, drei Häppchen und möchte nicht mehr. Zu trinken nimmt er mir eine halbe Tasse Wasser ab.

Zwischendurch muss ich an diesem Tag immer wieder seine Vorlagen wechseln. Ich rieche es schon von weitem, wann es erforderlich ist.

Nachmittags bittet mich meine Mutti, im Garten die Rasenkanten zu trimmen. Da sie Arthrose hat und der Trimmer nach einiger Zeit recht schwer ist, mache ich das natürlich.

Meine Mutti kommt wieder angelaufen und bittet mich ins Haus zu kommen. Papa spuckt jetzt auch noch.

Meine Mutti wollte meinem Papa Kaffee und einen Keks geben. Ein wenig hat er wohl davon gegessen, dieses aber dann doch erbrochen. Allerdings sieht es nicht frisch aus, sondern eher breiig. Ich stelle das Kopfteil seines Pflegebetts hoch, damit er nicht erstickt.

Mein Papa möchte aus dem Bett raus. Er kann sich nicht mehr richtig artikulieren, aber ich verstehe doch so was wie „Toilette", da er auch zu seinem Toilettenstuhl zeigt. Ich versuche ihm das auszureden, weil ich ihn in seiner derzeitigen Verfassung gar nicht von der Bettkante auf den Toilettenstuhl hinübergehoben bekomme. Papa möchte es aber unbedingt und versucht bereits, seine Beine vom Bett herunterzunehmen und sich hinzusetzen.

Er hält sich am Toilettenstuhl fest. Ich versuche ihn hinüberzuheben, aber dadurch, dass er den Toilettenstuhl so sehr festhält, schaffe ich es nicht. Ich bitte Papa, loszulassen und sage ihm, dass ich ihn festhalte. Der Stuhl wackelt und es ist alles so schwer, weil mein Vater sich so steif macht.

Endlich haben wir es geschafft. Papa sitzt und entleert sich.

Mit einem Mal sackt er in sich zusammen, die Beine streckt er aus und sie zittern. Aus seinem Mund kommt dunkler Brei und jetzt zittert irgendwie nun auch der ganze Körper. Mein Papa sackt zur Seite weg und ich habe Mühe ihn festzuhalten. Sein Kopf kippt nach vorne. Ich bücke mich und versuche meinen Vater anzusprechen, eigentlich brülle ich mittlerweile schon. „Papa, Papa. Was ist denn? PAPA!" Mein Vater hat einen so starren Blick. Seine sonst so schönen blauen Augen sehen wie Glasaugen aus. Er guckt mich auch nicht an, sondern irgendwohin.

Ich schreie vor Verzweiflung. Es sieht so gruselig aus. Meines Vaters Gesichtszüge sind so verändert. Er sieht gar nicht mehr aus wie Papa. Meine Mutter ist da und irgendwie schreien wir, glaube ich, beide. Ich bitte meine Mutter, mein Handy zu holen. Es ist 16:31 Uhr und ich rufe die „112" an. Es meldet sich sofort jemand und ich teile ihm aufgeregt alles mit. Papa halte ich auch noch fest dabei.

Der Mann von der Rettungsleitzentrale gibt mir die Anweisung, dass ich meinen Vater in die stabile Seitenlage bringen soll und ihn anschließend notfalls reanimieren muss. Ich denke noch, dass ich das nie im Leben hinbekomme.

Aber ich schaffe es, meinen Vater aufs Bett und auf die Seite zu legen. Eine richtige stabile Seitenlage erreiche ich in dem Moment jedoch nicht. Mein Vater verändert sich. Der starre Blick vergeht und er sieht wieder mehr nach Papa aus. Er atmet und stöhnt und guckt uns an. „Gott sei Dank!", denke ich.

Ich säubere im Groben das Bett und mittlerweile ist auch der Rettungsdienst eingetroffen. Sie geben meinem Vater Kochsalzlösung, da er so dehydriert ist und er erholt sich ein wenig. Ich rufe Sandra an und sie sagt mir zu, dass sie sofort kommt, ihren kleinen Sohn aber mitnehmen müsse.

Es sind zwei Ärzte und zwei Rettungssanitäter da. Meines Vaters Blutdruck- und Pulswerte sind erschreckend niedrig. Als der Arzt mir sagt, dass mein Vater ins Krankenhaus müsste, lehne ich das ab und erkläre ihm, dass mein Vater Palliativpatient ist. Der Arzt möchte den Krankheitsverlauf wissen und ich soll ihm den letzten Klinikentlassungsbericht und den Medikamentenplan zeigen.

Mein Papa erholt sich durch die Kochsalzlösung und ist wieder ansprechbar. Ich bekomme mit, dass der Arzt Probleme hat, die Spritze in die Vene zu bekommen. Meine Mutter zeigt den Ärzten den Stuhlgang und der Arzt erklärt in seiner Fachsprache, was das bedeutet. Ich verstehe nicht und bitte ihn, mir das einfacher zu erklären. Irgendwie fallen dann die Wörter Darmblutung und Teerstuhl.

Inzwischen ist Sandra mit ihrem kleinen Sohn gekommen, den sie bittet in das Esszimmer meiner Eltern zu gehen und zu warten. Sandra spricht mit dem Ärzteteam und sie verlassen unser Haus.

Mutti und ich sind bei Papa. Ich habe meinen Vater gewaschen und mit neuen Vorlagen versorgt.

Sandra kommt wieder zu uns ins Haus und hilft mir beim Schlafanzug wechseln und Betten beziehen. Sie teilt mir auch mit, dass das Ärzte-/Sanitäter-Team sehr nett war und mir gar nicht unbedingt hätte helfen müssen, da Papa ja Palliativpatient ist.

Ich sage ihr, dass ich mir nicht anders zu helfen wusste und extrem verzweifelt war. Sie beruhigt uns und wir reden noch eine ganze Zeit miteinander. Meine Mutter beschäftigt sich in der Zeit mit Sandras Sohn.

Es ist mittlerweile 19:00 Uhr und meine Mutter fragt mich, ob ich noch meinen Kaffee und meinen Kuchen essen möchte, den sie fertiggemacht hat, bevor sie meinem

Vater Kaffee anbot. Ich möchte nichts. Mir ist gar nicht nach Essen. Ich bin wie in Trance. Was war das gerade?

Ich mache 19:14 Uhr einen Gruppen-FaceTime-Anruf mit meinen Schwestern und teile ihnen mit, was die letzten zweieinhalb Stunden vorgefallen ist.

Kathrin sitzt irgendwo in Berlin in einer Bahn, wodurch der Kontakt ständig zu ihr abgebrochen wird. Mit Tine kann ich erzählen. Ich heule aber mehr, als dass ich sprechen kann. Ich bin so dermaßen erschöpft und irritiert. Tine fragt, ob sie Papa sprechen kann. Mittlerweile sitzt ihre ganze Familie vor dem Handy. Ich gehe zu Papa ins Schlafzimmer und sage ihm, dass Tine am Telefon ist.

Mein Papa öffnet die Augen und sagt: „Hallo   Tinchen   , hallo   Steppkes   , es geht mir nicht so gut". Er sagt es leise und ganz schwach, macht danach auch gleich wieder die Augen zu. Meine Schwester weint und weint. Sie versucht sichtbar, als sie meinen Vater am Telefon sieht, sich zusammenzureißen, aber es fällt ihr wahnsinnig schwer.

Wir weinen zusammen. Sie tut mir so leid, da es für sie eigentlich noch schlimmer ist, so weit weg und so hilflos zu sein. Ich gucke ständig nach meinem Papa. Er schläft, aber unruhig. Er macht wieder diese komischen Winkbewegungen mit den Armen, die er schon einmal gemacht hat.

Ich schaue mir den Bericht des Rettungsarztes an. Es stehen die Wörter Magen-Darm-Blutung und Melaena darauf. Ich google.

„Teerstuhl liegt vor, wenn der Stuhlgang schwarz verfärbt ist. In der ärztlichen Fachsprache wird der schwarze Stuhl auch Melaena bezeichnet. Die Ursache von Teerstühlen ist üblicherweise eine Blutung im oberen Bereich des Magen-Darm-Trakts. Das Hämoglobin (der rote Blutfarbstoff) wird durch die Magensäure in eine schwarze Substanz verwandelt, das Hämatin. Eine typische Ursache von Teerstuhl stellt somit die Magenblutung dar. Hämatin kann auch ohne Magensäure entstehen, wenn Bakterien das Hämoglobin aus einer Darmblutung abbauen und umwandeln. Dazu muss das Blut allerdings eine längere Zeit im Darm verweilen – ab frühestens ca. fünf Stunden kommt es dann zur Schwarzfärbung. Üblicherweise hat Teerstuhl einen unangenehmen Geruch und ein glänzendes, pechschwarzes Aussehen. Es kann klebrig und zäh sein."

Ich lese weiter, dass Blutverdünner die Ursache für Darmblutungen sein können.

Ich gucke auf die Medikamentenbox meines Vaters. Mein Vater musste täglich zwei verschiedene Blutverdünner nehmen. Ich denke nach. Habe ich ihm versehentlich zu viele gegeben an dem Tag? Habe ich was falsch gemacht? Nein, da er heute früh schon Teerstuhl hatte, musste die Ursache früher gewesen sein. Trotzdem zweifle ich an mir.

Ich bitte meine Mutti, heute nicht fernzusehen und lege mich auf ihre Matratze in der Wohnstube. Meine Mutti rennt die Treppe hoch und runter, macht sich ein Wärmekissen laufend neu wegen ihrer Rückenschmerzen und braucht ständig irgendwas. Ich kriege noch mit, dass Kathrin anruft und meine Mutter mit ihr redet.

In der Nacht muss ich noch öfters zu meinem Vater. Er entleert sich weiterhin, was ich nebenan meist schon rieche. Ich lasse mir dieses Mal Zeit und mache alles ganz langsam. Ich kann eh nicht schlafen und Papa stöhnt jedes Mal, wenn ich ihn hin und her wende.

Ich ziehe mir Handschuhe an, hole eine Waschschüssel mit warmem Wasser und Seife und wische mit einem Waschlappen alles sanft sauber, damit Papa nicht noch mehr Schmerzen hat. Ich spreche mit ihm und versuche ihn zu beruhigen. Ich weiß nicht, ob er Angst hat. Weil er so mit den Armen hantiert und immer gegen das Bett stößt, bin ich mir da nicht so sicher. Ich rede, weil ich möchte, dass er weiß, dass jemand da ist. Er ist nicht allein. Alles ist gut. So habe ich es ja auch gelesen bzw. im Hörbuch gehört. Auch wenn der kranke Mensch nicht mehr reagiert, er hört noch sehr gut. Der Stuhlgang wird weniger. Urin scheidet er so gut wie gar nicht mehr aus, was daran liegt, dass mein Papa fast nichts getrunken hat in den letzten Stunden.

Ich habe mehrfach das Kopfteil vom Bett hochgefahren und ihm Trinken angeboten. Er hat mir nur ganz wenig abgenommen, manchmal hat er sogar den Mund zugekniffen. Da ich von meinem Hörbuch wusste, dass man das akzeptieren muss und nicht mit Gewalt Flüssigkeit zuführen soll, mache ich dann auch nichts weiter.

Papa möchte mehrfach aus dem Bett und stößt ständig mit dem Fuß dagegen und rüttelt mit den Händen an den Gitterstäben. Ich muss das Seitenteil des Bettes wieder hochstellen, weil ich Angst habe, dass Papa aus dem Bett fällt. Er möchte raus. Ich verstehe zumindest das Wort „raus". „Du kannst nicht raus, Papa. Das geht nicht. Wir schaffen das beide nicht."

Es tut mir so leid. Ich komme mir schlecht vor.

Irgendwann morgens um 5:00 Uhr schreibe ich meinen Kollegen, dass ich nicht ins Büro kommen kann, da ich eine Nachtschicht hatte. Wir wollten eigentlich anlässlich meines 50. Geburtstages zusammen Frühstück essen. Mein Papa schläft und schnorchelt vor sich hin. Oder ist es doch eher pusten?

Da Papa morgens so fest schläft, fahre ich kurz weg, weil ich für meine Geburtstagsfeier am Samstag noch Deko-Sachen benötige. Ich schaffe es aber nur zur Drogerie und kehre schnell wieder erfolglos heim. Außerdem bin ich dermaßen unruhig und habe Angst, dass irgendwas mit Papa ist.

Als ich ankomme, ist meine Mutti wieder aufgeregt, da mein Papa noch einmal gespuckt hat. Wir wechseln Bettwäsche und Schlafanzug, und mir läuft der Schweiß nur so vom Körper. Es ist nicht einfach, so was zu machen, wenn jemand im Bett liegt.

Ich versuche, meinem Papa immer wieder Trinken anzubieten, aber er möchte so gut wie nichts. Ich befeuchte seine Lippen mit einem Waschlappen und mache Honig auf seine Lippen, damit sie nicht austrocken. Irgendwie hoffe ich auch ein wenig, dass meine Naschkatze dadurch vielleicht doch Appetit bekommt. Aber er reagiert nicht. Ich zwänge Papa nichts auf, denn schließlich weiß ich aus meinen Büchern, dass ich das nicht soll und dass es sogar gefährlich ist, Trinken zu geben.

Sandra kommt. Wir stehen zu dritt an Papas Bett. Meine Mutti streichelt ihn. Mein Papa neigt seinen Kopf in ihre Hand und macht Geräusche, als wenn er schnurrt. Wir alle sind über dieses Bild so gerührt.

Wir wissen dadurch auch, dass Papa bei uns ist. Wir reden immer und immer wieder mit ihm und versuchen ganz normale Sachen zu sagen. Ich erzähle Sandra vom Teerstuhl und meinen Ängsten, dass ich etwas falsch gemacht haben könnte. Ich mache mir Vorwürfe, da ich diejenige war, die auf die Einnahme von Blutverdünnern drängte, so wie es die Klinik bei der Entlassung vorgeschrieben hat.

Der Palliativarzt hatte sie wegen der Verletzung der Armwunden zwischenzeitlich abgesetzt, und ich war diejenige, die gefragt hat, ob man sie nicht wieder nehmen müsste.

Sandra beruhigt mich. Man weiß nicht, ob wirklich die Blutverdünner die Ursache waren. Andererseits hätte man diese nun immer weggelassen, wäre vielleicht etwas anderes passiert. Papa sollte sie nach der OP ja schließlich einnehmen.

„Dein Papa ist schwer krank, Britta. Es gibt so viele Ursachen dafür, was passiert ist.“

Sie befragt mich, wie die Nacht war und welchen Eindruck ich hatte. Ich berichtete ihr davon, dass mein Papa unruhig wirkte, mit den Armen flatterte, aus dem Bett wollte und immer stöhnte, wenn ich ihn hin und her gedreht habe, um die Vorlagen und Windeln zu wechseln. Sein Gesicht sieht recht gelb aus.

Sandra empfiehlt meiner Mutter und mir, eine kleine Dosis Morphin mit einer anderen Dosis (ich meine, es war etwas gegen Unruhe) zu kombinieren und zu spritzen. Es wäre nur eine ganz kleine Dosis, die einfach nur der Beruhigung dient, damit mein Papa besser schlafen kann. Wir stimmen Sandra zu und erlauben, dass sie Papa hilft. Sandra hat Probleme in die Haut zu stechen, da die Blutgefäße schlecht durchblutet sind und Flüssigkeit fehlt.

Am Nachmittag fragt Sandra telefonisch nach, wie es meinem Papa geht. Ich halte den Hörer an meines Papas Bett und erzähle ihr, dass er schläft und schnarcht.

Ich will an diesem Nachmittag eigentlich mit meiner Freundin Anja einen Ausflug machen und abends von 17:30 bis 19:30 Uhr zu einem Malkurs gehen. Ich habe ihr den Malkurs zum Geburtstag geschenkt. Wir telefonieren und ich erzähle Anja davon, dass es meinem Papa nicht so gut geht.

Sie weiß die ganze Zeit über die Situation Bescheid. Zuerst will Anja nicht vorbeikommen, und dann beschließen wir doch, dass sie erstmal zu meinen Eltern kommen soll und wir dann weitersehen. Ich habe vormittags, als ich in der Drogerie war, den Lieblingskuchen (Mohnkuchen) meines Vaters gekauft, weil ich wohl auf ein Wunder hoffe. Anja kommt und wir sitzen mit meiner Mutter zusammen und trinken Kaffee. Zwischendurch sehe ich nach meinem Papa. Er schnarcht.

Ich gebe die Hoffnung nicht auf. Er hat schon so oft in der Vergangenheit bewiesen, dass er ein Kämpfer und Steh-auf-Männchen ist.

Da der Malkurs nur zwei Stunden geht, wollen wir nun doch dorthin fahren. Anja möchte mich ein wenig ablenken von der gegenwärtigen Situation. Zuvor gehe ich aber nochmal zu meines Papas Bett, versuche vergeblich noch Blut abzunehmen, um Zucker zu messen und bitte meine Mutti, dass sie es bitte später noch einmal versuchen möchte.

Zu meinem schlafenden Vater sage ich in diesem Moment, dass Anja da ist und wir zu einem Malkurs wollen, ich aber in zwei Stunden wieder zurück sein werde.

Anja und ich fahren los.

Ich bin nicht gerade entspannt beim Malkurs, aber die Kursleiterin macht ihre Sache wirklich gut und erklärt jeden einzelnen Schritt, was und wie wir unsere Blumenwiese zu malen haben.

Das Bild soll einen hellen, gelben Hintergrund wie bei einem Sonnenaufgang haben. Davor sind Gräser in verschiedenen Grüntönen, Hyazinthen und Pusteblumen zu malen. Bis auf die Pusteblumen sind wir mit dem Bild vorangeschritten. Die Kursleiterin erklärt gerade, welche Farben wir für die Pusteblumen verwenden und wie wir diese malen sollen, als meine Mutti mich 18:41 Uhr anruft.

Ich gehe natürlich sofort ans Handy. Sie ist aufgeregt und teilt mir mit, dass mein Vater nicht mehr schnarcht. Sie ist die ganze Zeit bei ihm gewesen und wollte bei ihm Blutzucker messen, als er mit einem Mal nicht mehr schnarchte.

Anja und ich machen uns sofort auf dem Weg, das angefangene Bild und die Mischpalette in der Hand. Es ist kurz vor 19:00 Uhr, als ich wieder bei meinen Eltern bin.

Meine Mutti kommt mir schon aufgelöst entgegen. „Papa ist so leise, Britta. Ich glaube, er atmet nicht mehr." Ich gehe ins Schlafzimmer. Papa liegt eigentlich genauso da wie bei meiner Abreise vorhin. Er hat die Augen geschlossen, und der Mund steht offen.

Ich gucke auf den Brustkorb meines Papas, welcher sich nicht hebt und senkt. Irgendwie weiß ich in dem Moment, dass Papa gestorben ist. Das sage ich auch zu meiner Mutti.

Wir sitzen einfach nur da und gucken auf Papa. Er sieht gar nicht aus wie ein Verstorbener. Zumindest habe ich mir das immer anders vorgestellt, habe aber bis auf meine Oma noch nie andere Verstorbene gesehen.

Ich glaube, dass es die entspannten Gesichtszüge sind, die uns bestätigen, dass Papa wirklich tot ist.

Ich stelle das Kopfteil vom Pflegebett höher und bitte meine Mutti, ein kleines Kopfkissen und ein eingerolltes, kleines Handtuch zu holen, was ich unter sein Kinn lege, um den Mund zu schließen, so, wie es in Sandras Heft auch beschrieben war.

Papa sieht so friedlich und schlafend aus. Es ist so tröstlich. Ich gebe Papa einen Kuss auf die Stirn und hauche ihm „Schlaf schön, Papa!" zu.

Meine Mutti streichelt Papa. Sein Körper ist noch ganz warm.

Ich falte Papas Hände auf dem Bauch zusammen und mache das Fenster auf, um die Seele hinauszulassen.

Wir sitzen eine Weile so da. Es ist alles so unreal. Draußen ist herrliches Wetter, es ist hell, und die Sonne scheint, man hört die Vögel zwitschern, und Papa soll tot sein?

Wir rufen Kathrin und Tine an und teilen ihnen Papas Tod mit. Sie haben den ganzen Nachmittag angefragt, wie es Papa geht und haben – so wie wir – auf ein weiteres Wunder gewartet. Dieses Mal können wir nicht mitteilen, dass unsere Miezekatze ein neues Leben hat.

Sie weinen am Telefon. Kathrin macht sich sofort auf den Weg von Berlin zu uns. Es ist Dienstag, und Tine will Freitag aus Paris zu uns kommen. Sie ist so traurig darüber. Sie weiß, dass es Papa nicht gut ging, aber sie hat so sehr gehofft, dass sie ihn am Wochenende noch sieht.

Ich rufe meine Familie an, und sie kommen auch vorbei. Meine Mutter benachrichtigt Papas Geschwister.

Ich hole Blumen aus dem Garten und verteile sie auf mehrere kleine Vasen, zünde drei Kerzen an und stelle alles um meines Papas Bett herum. Den Toilettenstuhl, sämtliche Pants, Vorlagen, Windeln, Medikamente, Ente und den Bettvorleger bringe ich nach unten ins Haus.

Ich stelle zwei Stühle ans Bett. Wir sitzen oder stehen um Papa herum. Er sieht so friedlich und entspannt aus. Sein Gesicht ist gelblich und auch spitzer als sonst, aber es sind keine Totenflecken oder andere Verfärbungen in seinem Gesicht und am Körper zu sehen. Ich, nein, wir alle blicken immer wieder auf seinen Brustkorb. Ist er wirklich tot?

Ich rufe Sandra an und teile ihr mit, dass Papa verstorben ist. Sie spricht mir ihr Mitgefühl aus und führt an, dass ich keinem anderen Arzt Bescheid geben muss. Die Palliativärztin wird morgen gegen Mittag zu uns kommen. Wir können Papa bis zu 36 Stunden bei uns behalten. Wir sollen uns so viel Zeit nehmen, wie wir wollen. In aller Ruhe können wir morgen ein Beerdigungsinstitut informieren.

Sie fragt, ob ich sein Kinn abgestützt und das Fenster geöffnet hätte und ich sage ihr, dass ich alles so – wie im Heftchen beschrieben – auch schon gemacht habe.

Irgendwann fahre ich mit meiner Familie zu uns nach Hause. Kathrin bleibt bei Mutti. Ich kann natürlich nicht schlafen in dieser Nacht. Mir geht so vieles durch den Kopf. Warum hat Papa Darmblutungen? Warum hat er es diesmal nicht geschafft und sich nicht erholt? Ich muss auch immer wieder an den Tag davor denken, an die Situation auf dem Toilettenstuhl und mit dem Rettungsdienst.

Wollte Papa da schon sterben? Habe ich ihn davon abgehalten? Ich habe mir irgendwie die Frage nachher selbst beantwortet mit „ja, er wollte". Ich habe es nicht besser gewusst. Es tut mir leid, Papa!

Und trotzdem bin ich ein wenig froh, dass Papa nicht in dieser Situation gestorben ist. Es wirkte alles so unwürdig.

Papa sieht jetzt so friedlich aus. Er hat einfach aufgehört zu atmen. Und Mutti war dabei.

Dieser Gedanke tröstet mich sehr. Ich meine auch, dass Papa vielleicht sogar mit Absicht in der Zeit meiner Abwesenheit gestorben ist. Das akzeptiere ich.

Er wollte mit Mutti allein sein. Und das Recht hat er auch nach 58 Jahren Ehe. Ich denke, dass es auch für meine Mutti gut und wichtig war, genau in diesem Moment dabei gewesen zu sein.

Es sollte alles so sein. Ich denke auch über die Situation beim Malkurs nach. Ich wollte gerade den Pinsel für die Pusteblume ansetzen. Wollte mir Papa damit etwas sagen? „Lass mich gehen, Britta." Ich habe jetzt nur die Stiele auf dem Bild. Die Pusteblumen fehlen.

Wird eine Pusteblume nicht oft bei Traueranzeigen oder Grabsteinen benutzt?

Sie steht für Aufbruch in neue Gefilde. Man interpretiert sie im Sinne von Leichtigkeit, Freiheit und Ungebundenheit. Die Umwandlung der abgestorbenen Blüte in die weiße strahlende Federkugel ist die sichtbare Parallele zu Tod und Auferstehung. Die Pusteblume steht als Symbol für das Loslassen wie auch für die Vergänglichkeit. Sie ist auch das Symbol des Neubeginns.

Das ganze Internet ist voll zu spirituellen Bedeutungen einer Pusteblume.

Ich bin selbst eigentlich eher ein logisch denkender Mensch, aber manchmal glaube ich doch an Schicksal oder Mythen. Ich sollte die Pusteblumen nicht malen. Es sollte ein Zeichen sein. Von wem auch immer.

Papa wollte sterben und ich sollte ihn gehen lassen.

„Es ist okay, Papa", flüstere ich mir zu. „Ich verstehe das."

18.05.2022 – 17.06.2022

Am nächsten Morgen fahre ich zu meinem Elternhaus. Alles ist wie am Tag zuvor, auch die Kerzen sind wieder an. Kathrin sagt mir, dass sie in der Nacht immer wieder zu unserem Vater gegangen ist und es so sehr tröstlich fand, ihn zwischen den Blumen und Kerzen so schlafend zu sehen.

Wir setzen uns immer wieder zu Papa, sehen ihn an, trinken Kaffee bei ihm und erzählen. Wir sind alle traurig, aber auch ein wenig erleichtert. Die ganzen letzten Wochen hatten wir alle irgendwie Angst. Wir wollten nicht, dass Papa sich quält und vielleicht noch mit Schmerzen stirbt.

Wir wussten, dass er es auch nicht muss, weil wir ja das Palliativteam hatten. Aber hat nicht jeder von uns den Traum, zu Hause zu sterben ohne Schmerzen im Beisein der Angehörigen? Einfach einschlafen. Papa hatte keine Angst vor dem Tod. Aber wir.

Wir wussten, wie krank er war. Er tat uns so oft leid, wenn man sah, wie schlecht er laufen konnte, wie er im Rollstuhl saß, hinter seinem Rollator schlurfte oder in die Pants machte.

Ich denke, er hatte vielleicht auch Schmerzen, aber wenn, hat er es nie gesagt oder zugegeben.

Die letzten Wochen wurden wir auf diesen schweren Tag vorbereitet. Es war nicht abrupt, wie wenn jemand durch einen Unfall oder Herzinfarkt stirbt. Nein, wir hatten Zeit. Wir hätten uns noch mehr Zeit gewünscht. Aber die Wochen, die wir zusammen verbrachten, waren bei allen schweren Stunden so einmalig und so wichtig für uns alle. Auch für Papa, denke ich. Er hat so viel erzählt und uns noch mitteilen können.

Es tröstet uns, dass er mit seinem Leben zufrieden war und er Mutti wieder geheiratet hätte. Manchmal waren es nur ein paar Sätze, aber die waren einfach verdammt wichtig. Auch die Berührungen mit ihm waren schön. Wir waren uns so nah wie die letzten Jahre nicht mehr.

Auch als Kind hatte man so noch einmal die Chance, Papa „Danke" zu sagen. Für alles. Wenn ein Vater oder eine Mutter diese Zuwendung zum Schluss bekommt, können sie vielleicht auch besser von der Erde gehen. Wie oft hat meine Mutti zu meinem Papa in den letzten Wochen gesagt: „Papa, haben wir nicht liebe Kinder? Ist das nicht schön, wie sie sich um dich und mich kümmern?" Meine Eltern sahen dabei so glücklich aus.

Und das ist so tröstlich und so hilfreich beim Verarbeiten eines Todes. Es schmerzt, aber es ist okay. Die Worte von Prof. Dr. S. Gottschling fallen mir wieder ein. Man kann es lernen, den Tod zuzulassen.

Dabei führt er auch an, dass er das Wort „zulassen" besser findet als „loslassen". Es ist nur eine kleine Vorsilbe, aber ich teile seine Meinung; „los-" ist oft gleichbedeutend mit „weg-" oder sogar „ent-".

„Zulassen" trifft es eher. Zulassen, dass jemand sterben darf. Zulassen, dass alles Menschenmögliche getan wurde und dass keine Macht es ändern kann. Nur dann kann man den Lieben weiterhin festhalten. Das Band bleibt bestehen. Es zerreißt nichts.

Wir waren im Dezember, als Frau Dr. Schnelltod uns ihr „Angebot" im Krankenhaus gemacht hat, nie und nimmer bereit gewesen, den Tod meines Vaters zuzulassen. Ich bin mir sicher, dass wir heute mit schlechtem Gewissen und Zweifeln, ob die Entscheidung richtig war, durch die Welt laufen würden. Vor allem, weil wir Papa vorher nicht gesehen und gesprochen haben.

Die Palliativärztin Frau Dr. Moll kommt kurz vor Mittag zu uns. Sie drückt uns alle nacheinander und spricht uns ihr herzliches Beileid aus. Sie macht das so liebevoll und herzlich, dass ich davon sehr gerührt bin. Sie geht zu meinem Papa, spricht und streichelt ihn und macht noch ein paar kleine Untersuchungen.

Auch darauf hat Sandra mich bereits vorbereitet. Wenn jemand stirbt und man einen normalen Arzt darüber informiert, muss dieser beim Toten mehrere Untersuchungen machen. So muss er z. B. feststellen, wie der Verstorbene gestorben ist, und ob es keine Gewalteinwirkung war. Diese Untersuchung ist für Angehörige, die dabei sind, schmerzlich mit anzusehen, da der Verstorbene hin und her gedreht wird. So eine Untersuchung hat man in der Regel bei einem Palliativarzt nicht, weil dieser die Sterbeursache kennt.

Frau Dr. Moll bittet mich, noch ein kleines Blumensträußchen aus dem Garten zu holen, welches wir Papa zwischen die gefalteten Hände legen. Das Handtuch unter seinem Kinn nimmt sie weg. Papa ist sehr kalt geworden, sieht aber immer noch so entspannt und schlafend aus.

Wir gehen ins Esszimmer meiner Eltern und besprechen alles Weitere. Sie stellt den Totenschein aus und gibt uns die Telefonnummer einer Bekannten, die Trauerreden hält. Gegen 13:30 Uhr kommt dann das Bestattungsunternehmen.

Auch neunzehn Stunden nach Papas Tod sieht Papa noch gut aus.

Die beiden in Anzug gekleideten Herren kommen zunächst ohne Sarg zu uns ins Haus und besprechen mit uns verschiedene Formalitäten, die wir weitestgehend vorbereitet haben. Sie erklären uns, dass mein Papa in ein Kühlhaus in einem Dorf in der Nähe kommt, wo es auch noch zusätzlich ein Abschiedshaus für diejenigen gibt, die bisher nicht die Möglichkeit hatten, Abschied zu nehmen.

Wir wollen dieses natürlich wissen, da Tine übermorgen aus Paris zu uns kommen will und wir die Möglichkeit, dass sie Papa noch einmal Lebewohl sagen kann, in Betracht ziehen.

Ich frage den einen Herren, ob Papa in ein paar Tagen dann auch noch so friedlich schlafend aussehen würde. Er meint dann jedoch recht fix, dass Papa ja auf sechs Grad heruntergekühlt wird und weiterhin gut aussehen würde. Das Wort „heruntergekühlt" im Zusammenhang mit einem Menschen zu verwenden, finde ich ein wenig makaber, aber es ist wahrscheinlich auch eine Art Fachbegriff im Beruf eines Bestatters. Meine Mutti hat bereits den Anzug, den mein Papa beim Verbrennen im Sarg tragen soll, rausgelegt.

Die beiden Herren gehen anschließend ins Schlafzimmer. Wir kommen mit hinein und stehen auf der anderen Seite des Bettes. Sie verneigen sich vor Papa und verharren eine Weile. Dann ziehen sie sich Handschuhe an und wickeln ein weißes Tuch zu einer Rolle zusammen. Das machen sie synchron und ganz langsam.

Dann schlagen sie Papas Decke zurück und drehen Papa leicht zur Seite, damit sie die eingerollte Decke unter den Rücken legen können. Die Rolle wird dann auf der anderen Seite ausgerollt, als sie Papa wieder ein wenig zur anderen Seite drehen, ganz langsam und ehrwürdig. Papa wird kaum bewegt. Ich muss staunen. Es ist genau die Technik, die ich auch anwendete, wenn ich Papas Laken wechselte und er dabei im Bett lag.

Sie stimmen sich mit einem Blick ab und heben Papa zeitgleich hoch. Dann lassen sie Papa ganz langsam in den Sarg. Ich hätte wirklich nie gedacht, dass ich so einen

Moment einmal ertragen könnte. Aber die beiden Herren machen das so würdevoll, dass ich es sehr tröstlich finde.

Sie machen immer wieder Pausen, was ich auch gut finde.

Dann heben sie den Sarg hoch und gehen ganz langsam aus dem Haus. Dabei achten sie auch darauf, dass der Sarg mit den Füßen zuerst aus dem Haus getragen wird. Ich weiß, ein Aberglauben, aber ich finde es trotzdem gut. Vor dem Auto stellen sie für eine Weile den Sarg noch einmal ab und bleiben stehen. Sie schieben anschließend den Sarg ins Auto und verabschieden sich von uns. Meine Mutti, Kathrin und ich stehen noch eine Weile so da und gucken dem Bestattungsauto hinterher. So ganz können wir das alles noch nicht glauben. Es ist so ein herrlicher, warmer Tag. Das passt doch alles irgendwie nicht zueinander. Das Leben geht einfach so weiter, und wir verstehen es nicht.

Wir fragen Tine, ob sie ein Foto von Papa haben möchte. Kathrin hat natürlich wieder eins gemacht. Zuerst will sie keins haben, weil sie Papa so in Erinnerung haben möchte wie beim letzten Besuch. Als wir dann aber sagen, dass Papa aussieht, als wenn er schläft, sollen wir ein Foto schicken.

Tine findet auch, dass Papa friedlich und entspannt aussieht. Mutti, Kathrin und ich besprechen, wen wir als Trauerrednerin nehmen könnten und beschließen, dass wir es mit Frau Dr. Winter versuchen könnten, auch wenn wir sie nicht kennen.

Ich rufe sie an und wir machen einen Termin am Freitag um 9:00 Uhr bei uns zu Hause aus. Am Donnerstag haben wir gleich 9:00 Uhr vormittags einen Termin auf dem Friedhof mit einer Dame von der Friedhofsverwaltung und um 10:30 Uhr einen Termin beim Bestattungsinstitut.

Ich habe sowieso seit Mittwoch Urlaub, weil ich meine Geburtstagsfeier am Samstag vorbereiten wollte, die ich natürlich absage.

Die Dame von der Friedhofsverwaltung zeigt uns zuerst die kleine Kapelle, in der die Trauerfeiern stattfinden. Meine Mutti hat Fragen zu Kerzen, Akustik (weil viele ältere Herrschaften nicht mehr gut hören und sie selbst bei Trauerreden auch meist nichts versteht), wie viele Leute Platz hätten, ob die Anfahrt mit dem Auto möglichst in der Nähe der Kapelle sein könnte… usw.
Kathrin will wissen, ob es möglich ist, in der Kapelle Piano zu spielen und zu singen.

Anschließend zeigt sie uns verschiedene Grabstellen. Eine davon ist genau fünf Meter von dem Rasenstück entfernt, auf dem Papa mal zusammen mit mir und seinem Rollstuhl stand und sagte, dass es hier schön sei. Zwanzig Meter von Peter B.s Grab entfernt.

Ich bin natürlich sofort für diese Grabstelle und brauche auch nicht lange, um Mutti und Kathrin davon zu überzeugen, dass es genau die sein muss. Dank Kathrin ist Tine quasi live auf dem Friedhof dabei und kann auch mitbestimmen.

Anschließend lernen wir die sehr warmherzige Leiterin des Bestattungsunternehmens kennen. Wir sind insgesamt drei Stunden bei ihr. Es wird alles ganz genau besprochen. Frau Harder beantwortet alle Fragen, gibt Tipps, geht auf unsere Wünsche ein und macht das mit einer so angenehmen Art und Weise. Sie versucht nicht, uns irgendwas aufzuzwingen oder einzureden. Sie ist so einfühlsam und tröstend. Wir können in Ruhe die Blumen, die Urne, Traueranzeige, die Musik usw. auswählen.

Sie bietet uns an, sowohl in die Urne als auch in den Sarg noch eine Kleinigkeit, etwas zur Erinnerung, einen Gegenstand oder vielleicht einen Abschiedsbrief hineinzulegen. Des Weiteren räumt sie die Möglichkeit ein, in ihr Abschiedshaus zu kommen und noch einmal in Ruhe Abschied von Papa nehmen zu können, was für Tine eventuell in Betracht kommt. Frau Harder nimmt uns auch die Behördengänge ab.

Rundum, wir fühlen uns sehr gut aufgehoben bei ihr.

Auch nach dieser Besprechung haben wir noch Fragen, die sie immer alle ruhig beantwortet. Einmal habe ich sogar abends noch anderthalb Stunden mit ihr über alles Mögliche gesprochen. Sie wirkt nie gehetzt. Wir bitten sie auch, uns die Trauerfeier am 17.06. zu ermöglichen, da unser Papa an einem 17. geboren wurde, an einem 17. geheiratet hat und an einem 17. gestorben ist.

Eigentlich hat sie bereits eine Beerdigung an diesem Tag und ein Mitarbeiter hat eine Zahn-OP, aber Frau Harder sagt zu. Sie ermöglicht es auch, dass wir ihr einen Eimer Erde aus dem Garten meiner Eltern mitgeben, den wir bei der Beerdigung nutzen möchten. Frau Harder liebt ihren Beruf und das beeindruckt mich sehr. Sie gibt so viele hilfreiche, tröstliche Tipps, die man selbst nicht kennt.

Maria, die Schwester meiner Mutti, wurde vom gleichen Bestattungsunternehmen beerdigt. Meine Cousine erzählte mir später bei der Beerdigung ihrer Mutter (also meiner Tante Maria), dass es für sie der tröstlichste Moment am Tag des Todes ihrer Mutter war, dass der Bestatter mit dem Sarg zum Geburtsort meiner Tante gefahren ist, den Sarg noch einmal aus dem Auto holte und so ihre Mutter noch einmal „Abschied nehmen konnte von zu Hause". Dass es diese Möglichkeiten heute gibt, finde ich sehr hilfreich und nützlich für die Trauerbewältigung.

Auch ein Kollege erzählt mir später, dass er es hilfreich fand, dass das Bestattungsunternehmen ihm empfahl, die Oma, bei der er aufgewachsen ist, noch einmal im Sarg zu sehen. Die Bestatterin bereitete ihn vorab aber noch auf den Anblick der Oma vor und meinte, dass er sich nicht erschrecken sollte, wenn Oma so aussieht, als wenn sie weint. Auf seine Frage hin, warum das denn so wäre, antwortete sie, dass „Oma taut". Mein Kollege und ich müssen darüber so lachen, auch wenn es ja auch traurig ist.

Ich erfahre auch, dass es möglich ist, einen im Krankenhaus Verstorbenen mit nach Hause zu nehmen und dort in Ruhe in einer schönen Umgebung von ihm Abschied zu nehmen. Ich bin mir nicht sicher, ob die Angehörigen von dieser Möglichkeit immer im Krankenhaus informiert werden. Auch hier finde ich, dass es zur Trauerbewältigung sehr hilfreich sein kann, vom Verstorbenen würdig und ohne Zeitdruck in einer angenehmen Umgebung mit Blumen und Kerzen Abschied zu nehmen. Im Krankenhaus selbst nimmt man sich wahrscheinlich nicht diese Zeit.

Am Freitag kommt Frau Dr. Winter zu uns, unsere Trauerrednerin. Sie bittet uns vorab telefonisch, ein paar Anekdoten über unseren Papa aufzuschreiben. Da mein Papa zu seinem 80. Geburtstag seinen Lebenslauf geschrieben hat und Frau Dr. Winter für die Trauerrede einige Lebensdaten benötigt, übergeben wir ihr dieses Buch.

Frau Dr. Winter ist recht groß, hat dunkle kurze Haare und sieht sportlich aus. Sie stellt sich uns vor. Wir erfahren, dass sie eigentlich diplomierte Umwelttechnikingenieurin und ehemalige Triathletin ist und sich seit einem Todesfall in ihrer Familie dazu berufen fühlt, Trauerreden zu halten. Zuerst sind wir ein wenig verunsichert, ob sie für Papas Trauerrede geeignet ist, da sie es nicht hauptberuflich und seit Jahren macht, aber ihre sympathische Art und Weise überzeugt uns dann doch.

Jeder von uns hat verschiedene Erinnerungen im Zusammenhang mit Papa auf dem Papier zusammengestellt, die wir Frau Dr. Winter übergeben:

- Unser Papa fragte uns z. B. nach jedem Regen, wie viel Millimeter es bei uns geregnet hat. Oftmals verdrehten wir die Augen bei dieser Frage, weil wir es natürlich wieder nicht wussten. Papa konnte es nie verstehen. Mittlerweile haben wir alle drei einen Regenmesser im Garten (heute: drei Millimeter).
- Wir bekamen zu Weihnachten immer Werkzeug und waren (bis auf Kathrin und Arne) besser ausgerüstet zur Hochzeit als unsere Ehemänner.
  Wir konnten eine Bohrmaschine, den Benzinrasenmäher, eine Kreissäge, eine Heckenschere, eigentlich alles, bedienen.
  Ob Maul- oder Gabelschlüssel, wir wussten, was wir Papa reichen mussten, wenn er es brauchte.
- Da Papa Naturwissenschaften liebte, bekamen wir zu Geburtstagen oder zu Weihnachten immer Atlanten, Geschichts- oder Geographiebücher. Er wusste so viel darüber. Wir nannten ihn auch liebevoll „unser Wikipedia"

- Wie typische Mädchen hat Papa uns auch nicht unbedingt aufgezogen. Kathrin musste zwischen dem 13. und 16. Lebensjahr fast jedes Wochenende am Mischer stehen, als meine Eltern unser Haus gebaut haben. Auch Tine musste verfugen und Steine schleppen. Ich war noch zu klein und durfte im Maisfeld spielen.
- Wir bekamen alle einen Spitznamen von Papa (Kathrin hieß Carino; Tine Emil und ich Ali). Wir glaubten, er wünschte sich wohl doch manchmal Jungs. ☺
- Wenn wir einen Freund zu Besuch hatten, platzte mein Vater manchmal ins Zimmer und fragte, ob wir seinen Schraubenzieher haben.
- Er schenkte uns sexuelle Aufklärungsbücher, wie „Mann und Frau intim" oder „Liebe und Sexualität bis 30". Damit war für ihn das Thema Aufklärung mit uns auch abgeschlossen.
- Papa lernte mit uns (außer mit Tine, die hatte eh alles Einsen), auch wenn er abends erst spät von der Arbeit kam. Dabei zeigte er uns gerade in Mathe Lösungswege, die wir viel besser verstanden als die uns in der Schule Beigebrachten.
- Wenn sich ein Enkel für irgendetwas interessierte, wie z. B. Edouard für Briefmarken, sammelte mein Papa diese.
- Er machte Checklisten, wie man Koffer packt. Die kopierte er, und auch wir sollten danach unsere Taschen packen. Wir haben nicht immer unbedingt seine Listen verwendet, aber sein Prinzip übernommen.
- Mein Vater nannte alle Enkelkinder „Steppkes".
- Einmal hatten sich die Pariser Steppkes, als meine Eltern sie zum Flughafen gefahren haben, während der Autofahrt abgeschnallt und im Kofferraum versteckt. Mein Vater schaute in den Rückspiegel und war so schockiert, als er feststellte, dass sie hinten nicht mehr saßen. Darüber hat er oftmals erzählt, und der Schock von damals stand ihm auch später noch ins Gesicht geschrieben.
- Papa half auch Kathrin und Arne beim Umbau eines Hauses. Arne wollte eine geschwungene Terrasse bauen. Das ging gar nicht für meinen Vater, der auf seinem eigenen Grundstück Mauern, Gehwege, Terrassen immer geradlinig baute. Er meinte zu Arne „Das sieht ja aus, wie ein Bulle pisst". Arne konnte sich gerade so durchsetzen.
- Mein Vater hatte, bevor er krank wurde, einen Handgriff beim Händeschütteln, dass man fast in die Knie ging, so fest war dieser.
- Wir hatten eine Zeit lang viele Kaninchen zu Hause. Es war selbstverständlich, dass auch wir Kinder mit der Sense das Futter mähen konnten.
- Mein Papa mochte das neumodische Zeugs (Zucchini, Hokkaido), wie er es nannte, nicht, was meine Mutti im Garten anbaute. Er pflanzte alles schnell voller Kartoffeln, damit Mutti keinen Platz für ihr „Zeug" hatte.

- Im Herbst 2020 setzte meine Mutti im Garten durch, dass mein Vater drei Apfelbäume fällt (von gefühlten fünfzehn). Er hat es aber wirklich fertiggebracht, an einer anderen Stelle im Garten drei Säulenapfelbäume zu pflanzen, was meine Mutti nicht gleich mitbekam.
- Ich hatte mit 16 schon die LKW-Fahrerlaubnis und fuhr im landwirtschaftlichen Einsatz während meiner Berufsausbildung mit Abitur auch schon zwei Jahre Lkw, Mähdrescher und Traktor. Als ich jedoch mit 18 Jahren dann einmal mit Papas Auto fahren wollte, musste ich mit ihm vorher auf einem Feld üben und mir eine imaginäre Ampel vorstellen, die gerade auf „Rot" wechselt.
- Wir durften als Kinder immer Tiere haben. Wir hatten sowohl eine zahme Katze als auch zahme Kaninchen, die meinem Papa auf Schritt und Tritt im Garten folgten.

Wir haben so viele Punkte, die wir Frau Dr. Winter erzählen können. Sie nimmt unsere Listen mit, weil sie diese in ihre Trauerrede einarbeiten will.

Wir sprechen mit Tine über einen eventuellen Besuch im Abschiedshaus. Sie ist sich nicht sicher und hat Zweifel. Ich erzähle ihr von dem, was ich aus dem Hörbuch und den anderen Büchern weiß. Dass man den Tod besser verarbeiten kann, wenn man sich vom Toten selbst verabschiedet. Viele möchten den Verstorbenen so in Erinnerung behalten, wie sie ihn das letzte Mal lebend gesehen haben. Das ist zu verstehen. Diese Erinnerung bleibt im Kopf. Wenn man den Verstorbenen sieht, ist dieser Anblick dann die letzte Erinnerung an ihn. Jedoch wird einem dann auch bewusst, dass der Tod wirklich endgültig ist, und man kann es besser akzeptieren.

Tine fährt mit meiner Mutti zusammen zu dem Haus. Sie berichtet davon: Es ist ein wunderschön hergerichteter Raum mit vielen Kerzen und Blumen. Papa ist in einem Sarg aufgebettet und hat seinen bzw. eher den Lieblingsanzug meiner Mutti an. Im Hintergrund ist ein riesiges Bild, auf dem ein Weg mit Stufen durch einen Laubwald führt. Dieses Bildmotiv passt sehr gut in einen Abschiedsraum. Tine und Mutti bleiben zwei Stunden, schreiben Briefe und legen diese in den Sarg hinein.

Danach empfiehlt die Bestatterin, dass man nicht gleich nach Hause fährt, sondern im angrenzenden Wald spazieren geht. Tine und Mutti machen einen sehr langen Spaziergang und Tine sagt anschließend, dass es genauso sein sollte. Für meine Mutti ist dieser Tag auch noch einmal besonders schwer, weil im Kühlhaus neben dem Abschiedsraum auch ihre Schwester Maria liegt, die vor nur neun Tagen nach langer Pflege auch zu Hause gestorben ist.

Tine ist nun doch sehr froh darüber, von Papa auch sechs Tage nach seinem Tod Abschied nehmen zu können.

Die nächsten Tage haben wir viel Organisatorisches zu erledigen und bestellen auch einen Grabstein und eine Grabplatte mit Einschnitt für Bepflanzung, die erst im Oktober geliefert werden können.

Wir reservieren einen Raum für die Trauerfeier in der Nähe des Friedhofes.

Wir schreiben oder rufen Angehörige und Bekannte an und teilen ihnen Papas Tod mit.

Mutti bittet mich, Papas Studien- und Abi-Freunde anzuschreiben. Ich staune mal wieder nicht schlecht, als ich im Büro meines Papas tatsächlich einen Ordner „Abi" und einen „Studium" finde. In den Ordnern ist obenauf eine Excel-Tabelle abgeheftet, auf welcher mein Vater festhielt, wer noch lebt oder gestorben ist und wo derjenige wohnt. Insofern habe ich es einfach und kann alle recht schnell anschreiben.

Und wieder einmal bin ich beeindruckt, wie Abi- oder Studienfreunde antworten und ihr Beileid ausdrücken. Dabei schreiben sie nicht einfach nur eine Karte, sondern verfassen eher einen Brief, teilweise mit Fotos von sich und Papa und schreiben über die damalige Zeit und geben Anekdoten wieder. Ich muss bei jedem dieser Briefe so weinen, weil alle unseren Papa so liebevoll beschreiben. Sie berichten von früheren Zeiten, und ich muss feststellen, dass mein Papa sich im Laufe seines Lebens in Punkto Bescheidenheit, Hilfsbereitschaft, Fleiß und Zuverlässigkeit überhaupt nicht geändert hat.

Am 16.06.2022 spät nachmittags hole ich bei meiner Lieblings-Blumenfrau ein riesiges Blumenherz für die Beerdigung ab. Es sieht so schön aus. Voller bunter Blumen. Sie hat sich wieder einmal selbst übertroffen. Als sie mir das Herz zeigt, müssen wir beide weinen.

Am 17.06.2022, einen Monat nach meines Papas Tod, soll nun die Beerdigung sein.

Wir sind gegen 9:30 Uhr alle auf dem Friedhof. Mein Neffe Hannes will auf dem Piano spielen und dazu singen, und wir müssen das Piano vorab noch in die Kirche tragen.

Frau Harder vom Bestattungshaus räumt uns kurz vor Beginn der Beerdigung die Möglichkeit ein, an der Seite der Kapelle zur Urne zu kommen und im kleinen Familienkreis Abschied zu nehmen. Die Kapelle wurde vom Beerdigungsinstitut sehr würdevoll und schön mit Kerzen und Blumen hergerichtet. Wir dürfen alle eine Kleinigkeit in die Urne geben.

Vor der Kapelle haben sich mittlerweile viele Leute eingefunden. Verwandte, Bekannte, Abi- und Studienfreunde, Arbeitskollegen von meinem Papa, Nachbarn und Freunde von uns Kindern.

Wir entscheiden uns zu Beginn der Trauerfeier, das Lied „Swan" zu spielen. Da ungefähr fünfundsechzig Personen mit einer Kerze an die Urne meines Papas in der Kapelle herantreten wollen, muss das Lied entsprechend oft wiederholt werden.

Anschließend spielt Hannes auf dem Piano „Halleluja" und singt dazu. Er macht das so gut. Es ist so emotional und professionell. Gut, er studiert Musik, und da kann man das vielleicht auch erwarten, aber es ist schon etwas anderes, bei der Beerdigung seines eigenen Opas zu singen und zu spielen.

Danach trägt Frau Dr. Winter ihre Trauerrede vor. Sie redet dabei laut und langsam, macht Pausen. Den Lebenslauf und unsere Anekdoten hat sie dabei so passend in ihre Rede eingebaut. Sie macht Gesten dabei, fasst sich ans Herz, macht hin und wieder einen Scherz, wo es passt. Wenn man es nicht besser gewusst hätte, könne man meinen, dass Frau Dr. Winter meinen Vater seit Jahren kennt.

Tine will am Ende von Frau Dr. Winters Rede auch ein paar persönliche Worte sagen. Es fällt Tine schwer, ihre eigentlich vorher zurechtgelegten Worte in diesem Moment zu sprechen, da sie immer wieder weinen muss. Aber sie schafft es. Und es ist rührend und sehr emotional, wie sie es vorträgt. Vielleicht können nicht alle in der Kapelle verstehen, was sie sagt, weil sie das Mikrofon nicht nutzt, aber das muss man auch nicht. Tines Botschaft ist eindeutig.

Papa lebt in uns Kindern weiter. Nicht nur körperlich, auch geistig.

Danach wird das Lied „Goodbye, Papa" von Alexandra Michaelis gespielt. Dieses Lied ist so traurig, aber gleichzeitig auch so schön. Wir finden, dass es uns Töchtern aus dem Herzen spricht:

Wir gehen jetzt den Weg allein. Du sagst, wir schaffen es schon. Und gibst uns ein letztes Mal dein Lächeln. Good bye, Papa.

Anschließend beim Verlassen der Kapelle wird „Träumerei" von Schumann gespielt.

Wir gehen gemeinsam zur Urnenbeisetzung. Mutti hat vorab ganz viele Pfingstrosen um die ausgehobene Urnenstelle gestreut. Ein Holzkreuz mit Papas Namen steht auf seinem Grab.

Frau Dr. Winter spricht noch ein paar Worte und liest einen Vers vor. Es ist alles so würdevoll und festlich. Das Wetter ist wieder herrlich und das Friedhofsgelände ist heute besonders schön, da es ringsherum so grün ist und vieles blüht, die Vögel zwitschern wild durcheinander und alles sieht insgesamt sehr freundlich aus. Ich denke bei mir, dass Papa das so sehr verdient hat, und es tröstet mich. Wir gehen nach und nach zu Papas Grab, sprechen mit Papa und legen Blumen und die Erde aus dem Garten auf die Urne. Ich sage zu Papa, dass er jetzt ganz viel mit Peter B. quatschen kann.

Kathrin steht vor seinem Grab. Sie kramt irgendwie in ihrer Tasche herum und lässt einen Apfel auf die Urne meines Vaters plumpsen. Ich denke im ersten Moment „Das ist doch nicht ihr Ernst!", muss dann aber doch grinsen. Ja, Papa hätte sich gefreut. Er zusammen mit einem Apfel. Genauso muss es sein.

Als die meisten Bekannten und Verwandten bereits auf dem Weg zur Gaststätte sind, hocken wir drei Mädels uns noch an Papas Grab. Kathrin wühlt wieder in ihrer Handtasche herum, holt Haribo-Lakritz heraus und gibt jedem von uns welche in die Hand, um sie auf die Urne zu geben. Für unsere Naschkatze. Darüber müssen Tine und ich lachen. Typisch Kathrin, sie denkt immer an alles.

Ich sage zu ihr: „Nicht so viel, Kathrin. Ich habe Papa doch auch schon etwas zu naschen in die Urne gegeben. Er hat doch Zucker". Was für eine komische Situation.

Wir gehen zur Gaststätte. Alles ist sehr schön und festlich eingedeckt. Kathrin hat drei Alben mit Fotos von meinem Papa erstellt; sie liegen auf den Tischen und werden von den Gästen alle betrachtet. Dabei wird erzählt, geweint und gelacht. Kathrin hält eine sehr persönliche, ergreifende Rede. Sie hat – wie Tine – diese wirklich gut erstellt, und Papa hätte sich so gefreut, wenn er das hätte erleben können.

Wir stoßen anschießend alle zusammen mit Eierlikör auf Papa an.

Es gibt Suppe, Schnitten und selbst gebackenen Kuchen. Es ist sehr warm draußen. Der Feierraum hat eine sehr großzügige Außenterrasse, von welcher man einen fantastischen Blick auf Doberan hat. Wir gehen auf die Terrasse, sitzen und erzählen alle miteinander. Es ist keine beklommene, düstere Stimmung.

Genauso hätte Papa das gewollt. Es ist wirklich ein guter Ort hier.

Nachmittags sind wir dann nur noch im engsten Familienkreis bei uns zu Hause und lassen den Tag ausklingen. Am Ende des Tages lese ich noch einen Brief, den mir meine Freundin Anja in der Kapelle übergeben hat.

Aufrichtige Anteilnahme

Was heißt Sterben?

Ich stehe an einem Ufer.

Eine Brigg segelt in der Morgenbrise und steuert aufs offene Meer.

Sie ist ein herrlicher Anblick, und ich stehe da und sehe ihr nach, bis sie zuletzt am Horizont verschwindet.

Und jemand neben mir sagt: „Jetzt ist sie nicht mehr da."

Nicht da?

Wo dann?

Das ist alles …

Die Ferne und das Nicht-da-Sein sind auf meiner, nicht auf ihrer Seite, und gerade in dem Moment da hier, neben mir einer sagt: „Jetzt ist sie nicht mehr da", gibt's andere, die sie kommen sehen, und andere Stimmen rufen freudig aus: „Da, da ist sie!", und das heißt Sterben.

Keiner geht von uns, er geht uns nur voraus.

Bischof Brent

17.06.2022 bis heute (11.08.2022)

Es ist jetzt dreizehn Wochen her, dass Papa von uns gegangen ist.

Wir denken viel an Papa. Er ist immer bei uns. Jeder von uns hat bei sich zu Hause eine Art Andachtsecke errichtet. Bei mir z. B. steht ein Foto von Papa, eine Kerze und immer eine frische Blume auf dem Schreibtisch. Da ich viel im Homeoffice arbeite, schaut Papa mir quasi immer bei der Arbeit zu.

Ich rede mit ihm, erzähle, was ich mache, und schimpfe auch.

Meine Mutti tobt sich im Garten aus. Sie macht jetzt sonntags bei einem QiGong Kurs mit und an drei Tagen in der Woche Aqua-Gymnastik, Walken, Tanzen. Überall fährt sie mit ihrem E-Bike hin.

Mein Papa bat mich vor seinem Tod des Öfteren, dass ich eine Person suchen soll, die Mutti im Garten oder Haushalt hilft. Ich habe jetzt eine sehr liebe Frau gefunden, die geringfügig beschäftigt bei Mutti tätig ist. Die Ärmste muss jetzt Muttis Fensterputz- und unkrautlose Heckenfimmel ausbaden. Sie ist eine große Hilfe für Mutti, und sie beide verstehen sich. Wir hatten nach Papas Tod noch viel Behördenkram wie Gänge zum Nachlassgericht und zu Banken zu erledigen, aber peu à peu wird es weniger. Der erste Wasserschaden im Haus meines Papas war gerade behoben, der Rechtsstreit mit der Versicherung läuft heute noch, als noch ein zweiter Wasserschaden auftritt. Ich bin froh, dass Papa diesen ganzen Ärger, der damit zusammenhangt, nicht mehr mitbekommt. Meine Mutti hat das Schlafzimmer malern lassen und es ist ein neuer Fußboden verlegt worden. Sie mag aber noch nicht darin schlafen.

Ich bin froh darüber, dass wir den Tipp bekommen haben, den SAPV zu kontaktieren. Wir haben viel wirksame Unterstützung erhalten. Nur so war es uns möglich, diese schweren Wochen zu meistern und die Ereignisse zu bewältigen. Die Pflege von Papa war körperlich anstrengend, und wir hatten zwischenzeitlich auch Angst vor Überforderung. Es ist ein Auf und Ab der Gedanken und Gefühle gewesen, und wir waren oftmals überlastet. Dank Sandra und Dr. Hartung fühlten wir uns aber unterstützt und nicht einsam. Wir hatten die Gelegenheit, noch schöne Stunden mit Papa zu verbringen, über viele Dinge zu sprechen, die wichtig für ihn und uns waren. Niemand von uns muss nun Schuldgefühle haben.

In der Nähe meines Heimatortes wird gegenwärtig das erste Tageshospiz im Landkreis erbaut. Ich freue mich darüber, weil es bedeutet, dass Sterbende und Angehörige eine Möglichkeit erhalten, in einer schönen Umgebung professionell betreut zu werden.

Ich habe mich auch nach dem Tod meines Papas mit dem Thema „Sterben" beschäftigt, um mir das eine oder andere klarzumachen und die letzten Wochen für mich zu verarbeiten. Vieles habe ich dadurch noch besser verstanden. Ich habe aber auch bemerkt, dass ich noch sehr viel nicht weiß bzw. wusste. So habe ich erst im Nachhinein den zweimaligen Teerstuhl und das Flattern der Hände von meinem Papa als beginnende Phase des Sterbens begriffen, aus der er sich aber immer wieder herausgeschlichen hat.

Ich möchte den Leser deshalb anregen, sich mit dem tibetischen Totenbuch auseinander zu setzen. Es hält Unterweisungen über den Prozess des Sterbens, Vorstellungen von Wiedergeburt und Reinkarnation. Ich selbst glaube nicht an Wiedergeburt, fand jedoch die Beschreibung des Sterbens und die Anleitung, wie man in welcher Phase des Sterbens als Angehöriger helfen kann, sehr aufschlussreich.

Des Weiteren habe ich auf Anraten einer Freundin verschiedene Checklisten zur Vorsorge, Sterbebegleitung und für die Zeit des Todes erstellt. Diese sind am Ende des Buches beigefügt und vielleicht für den einen oder anderen eine Stütze.

Ich lese heute in der Tageszeitung, dass ab Herbst wegen Corona und jetzt noch gestiegener Gas- und Strompreise ganze Stationen in Krankenhäusern zugemacht werden müssen, da sich ein Krankenhaus die erhöhten Kosten nicht leisten könne. Das zu lesen macht mich so traurig. Ich denke an die Menschen, die eigentlich in ein Krankenhaus müssten. Ich denke an Operationen, die wieder nicht ausgeführt werden können, und dass die auf die Operationen wartenden Personen mit ihren Sorgen und Ängsten alleine sind.

Ich denke an ältere Leute, die keine Angehörigen haben, die sich um sie kümmern. Ich denke an Pflegeheime, die mangels Personals nur das Nötigste machen und

Leuten mit Demenz und anderen Krankheiten keine Abwechslung bieten können. Überall fehlen Fachkräfte und Zeit, einfach füreinander da zu sein.

Kathrin schickt gerade eine WhatsApp aus ihrem Urlaub in Kanada und Nordamerika in unsere Familiengruppe. Sie schreibt, dass Papa ja immer den Wunsch hatte, nach Amerika zu reisen und es leider nie geschafft hat. Sie hat Papas blaue Jacke, die er immer so gerne trug, mitgenommen.

Seine Jacke hat Amerika nun doch gesehen.

Danksagung

Mein großer Dank gilt meiner Lektorin Heike Susanne Przybilla, die mich bei meinem Projekt nicht nur literarisch, sondern auch persönlich begleitet und unterstützt hat. Herrn Rolf Barkhorn bin ich sehr dankbar für sein Seminar „Vom Buchautor zum Verleger", welches ich an der Volkhochschule in Bad Doberan besuchen durfte.

Tausend Dank auch an meine gesamte Familie, die dieses Buch von der ersten Idee bis zum Schluss begleitet hat, mir gute Tipps gab und mir die nötige Ruhe und Zeit verschaffte.

Für wertvolle Hinweise danke ich außerdem meinen Freunden und Bekannten, wie Steffi, Anja, Claudia, Stine und Thurid.

Notfallordner erstellen:

persönliche Daten:

* Familienstammbuch

* Staatsbürgerschaft

* Sozialversicherung

* Ehevertrag

* Zeugnisse

* Arbeitsverträge

* Mietvertrag

* ETC

Maßnahmen für den Vorsorgefall:

* Patientenverfügung

* Vorsorgevollmacht

* Betreuungsverfügung

* Kontovollmachten

* Familienrechtliche Anordnungen

* Organspendeausweis

* Liste der zu informierenden Personen/ Institutionen

Maßnahmen für den Todesfall:

* Testament

* Erbvertrag

* Bestattungsverfügung

* Familienrechtliche Anordnungen

* Liste der zu informierenden Personen / Institutionen

Altersvorsorge:

* gesetzliche Altersvorsorge

* betriebliche Altersvorsorge

* Pensionen

* Waisenrenten und Hinterbliebenenbezüge

* private Altersvorsorge

* Risiko-Lebensversicherung

* Kapital-Lebensversicherung

Vermögen/Finanzierungen:

* Banken

* Darlehen/Kredite

* Immobilien

* ETC

Versicherungen:

* Berufsunfähigkeitsversicherung

* Unfallversicherung

* Krankenversicherung

* Pflegeversicherung

* Haftpflichtversicherung

* Hausratversicherung

* Rechtschutzversicherung

* Kfz-Versicherung

Checkliste Vorsorge organisieren:

Ist-Zustand festlegen:

* was habe ich bereits geregelt?

* was fehlt noch?
* welche wichtigen Informationen muss ich schriftlich festhalten?

* Wen will ich einbinden?

Vollmachten regeln:

* für Banken

* für Versicherungen

* für Eigentum

* fürs Finanzamt, Behörden

* Generalvollmacht

erledigt:	nicht erledigt:

Vorsorgevollmacht für den Vermögensbereich

Innenvereinbarung zur Vorsorgevollmacht

Vorsorgevollmacht (umfassend)

Nachlassplanung, z.B. Testament erstellen oder Schenkung

* einfaches Testament

* Einzeltestament mit Auflagen

* digitales Testament

* Berliner Testament (Einheitslösung)

* Berliner Testament (Trennungslösung)

Vorsorge regeln:

Patientenverfügung

Betreuungsverfügung

Pflegeabsicherung

Bestattungsverfügung

Notfallordner, Notfallplan

Medikamentenplan

Sorgerechtsverfügung für Alleinerziehende

Sorgerechtsverfügung für beide Elternteile

Übersicht über Konten und Passwörter

Vermögensaufstellung

Sterbebegleitung zu Hause organisieren:

* räumliche Gegebenheiten prüfen (Pflegebett…)
* Betreuung durch Hausarzt oder Palliativnetzwerk sicherstellen
* Schmerzbehandlung vorab klären

Sterbeprozess:

Angst vor dem Sterben haben fast alle: Patienten ebenso wie Angehörige. Es kann hilfreich sein zu wissen, was kommen kann, damit man sich darauf einstellen kann und bei bestimmten Symptomen oder Veränderungen nicht erschrickt. Ein plötzlicher Tod ist bei Palliativpatienten eher selten. Meist zeigen sich in den letzten ein bis zwei Tagen und vor allem in den letzten Stunden deutliche Veränderungen.

Erfahrene Pflegekräfte und Ärzte erkennen diesen Sterbeprozess bei unheilbaren Krankheiten häufig anhand von Symptomen, z.B.:

* Fortschreitende Schwäche

* Zunehmende Unruhe und Agitiertheit

* Ängste

* Schmerzen

* Tiefes Schlafbedürfnis, bis hin zur Bewusstlosigkeit

* Veränderung der Atmung

* Kein Hustenreflex

* Übergang in Rasselatmung (siehe unten)

* Versagen der Nierenfunktion

* Zuletzt Atem- und Kreislaufstillstand (klinischer Tod)

offene Kommunikation:

Die Begleitung in der Sterbephase sollte im Vorfeld konkret abgesprochen werden. Wenn es möglich ist, sollten Wünsche und Rituale für diese Phase festgelegt werden. Dabei ist wichtig, dass alle Wünsche und Vorstellungen bis zuletzt jederzeit wieder verändert und der Situation angepasst werden können.

Die Voraussetzung dafür ist, dass alle Angehörigen und Freunde oder, falls vorhanden, das gesamte betreuende Team offen miteinander und mit dem Thema Sterben umgehen. Die letzten Stunden sind von großer Bedeutung: Sie sind meist schwer für alle Zugehörigen, aber später, nach dem Tod, sind sie eine wertvolle Erinnerung, die auch die Trauer erleichtern kann.

Umgekehrt können sich Angehörige in Einrichtungen der Sterbebegleitung im Vorfeld beraten lassen. Diese bieten Sterbebegleitung zu Hause oder stationär an und begleiten die Angehörigen auch über den Tod hinaus.

Mit Zimmernachbarn, z.B. in einem Pflegeheim oder Krankenhaus, sollte im Vorfeld schon geklärt werden, ob sie in der letzten Zeit mit anwesend bleiben wollen. Sie sollten dann unbedingt je nach Möglichkeit und Wunsch mit einbezogen werden oder rechtzeitig das Zimmer verlassen können.

Patienten können ihre Wünsche für die Sterbephase in einer Patientenverfügung, Vorsorgevollmacht oder Betreuungsverfügung schriftlich festlegen.

Gestaltung der letzten Lebensphase:

Ziel ist in jedem Fall, dem Patienten die letzte Lebensphase nach seinen Vorstellungen zu gestalten:

Wenn er nicht den ausdrücklichen Wunsch hatte, allein zu sterben, sollte man ihn nicht mehr allein lassen, auch nicht, wenn er nicht mehr bei Bewusstsein ist. Allerdings kann durch zu viele Anwesende eine große Unruhe entstehen -das sollte vermieden werden.

Einen Angehörigen als Hauptansprechpartner bestimmen. Er kann alle wichtigen Informationen nach außen geben und z.B. die Zahl und Zeiten der Besucher koordinieren.

Falls keine Angehörigen vorhanden oder vor Ort sind, sollten in Absprache mit dem Patienten andere Personen, z.B. Seelsorger, Pflegepersonal oder ehrenamtliche Besuchsdienste, die letzte Begleitung übernehmen.

Wünscht der Sterbende für die letzten Stunden bestimmte Rituale, religiöse oder seelsorgerische Begleitung, sollte das beachtet und ermöglicht werden.

Durch Körperkontakt und Gespräch beruhigend mit dem Sterbenden umgehen, ihm zeigen, dass er nicht allein ist.

Der Patient soll in Würde und unter Einhaltung der gewünschten medizinischen Hilfestellung (Patientenverfügung) sterben dürfen.

Die Patientenverfügung kann auch eine Art Notfallplan enthalten, in dem die letzten zu erwartenden Probleme/Symptome und deren Konsequenzen geregelt werden. Dies erleichtert allen Beteiligten die Situation und nimmt ihnen die Angst vor schwierigen Entscheidungen wie etwa: Soll der Sterbende noch in ein Krankenhaus eingeliefert werden, soll er noch beatmet werden, möchte er künstlich ernährt werden, soll er "nur" noch die bestmögliche Schmerzmedikation bekommen.

Ebenso zu beachten: Welche Wünsche hat er für seine Umgebung geäußert (Musik, Beleuchtung etc.).

Pflegerische Aspekte:

Die pflegerischen Schwerpunkte (Palliativpflege) verändern sich:

Die Nahrungs- und Flüssigkeitszufuhr tritt in den Hintergrund oder wird ganz eingestellt. Sie ist gegebenenfalls durch gute Mundpflege zu ersetzen, um Austrocknung, Schmerzen und Unwohlsein zu verhindern.

Für bequeme und entspannte Lagerung sorgen. Regelmäßige Umlagerung reduzieren oder ganz einstellen.

Hautpflege und Waschung individuell nach Wunsch gestalten, auch abhängig von der Notwendigkeit (z.B. starkes Schwitzen) und den Kräften des Patienten.

Das Wechseln von Inkontinenzeinlagen auf ein zumutbares Maß reduzieren, gegebenenfalls Nassliegen in Kauf nehmen. Darmentleerung nur bei Beschwerden, z.B. Verstopfung, vornehmen.

Bei Schmerzen und anderen belastenden Symptomen den Arzt informieren, damit sie durch bestmögliche Medikation gelindert werden. Bei Schluckstörungen die Medikamente von oral (Tabletten und Kapseln) auf andere Formen der Verabreichung (z.B. Tropfen, Spritzen, Pflaster oder Schmerzpumpen über Vene) umstellen.

Rasselatmung:

Die Rasselatmung ist geräuschvoll und oft verbunden mit längeren Atempausen. Sie ist ein deutliches Zeichen für den nahenden Tod und tritt bei mehr als der Hälfte der Sterbenden auf. Sie wird deshalb auch "terminales Rasseln" oder "Todesrasseln" genannt.

Die Rasselatmung ist kein Zeichen von Atemnot. Doch das Rasseln klingt für Außenstehende quälend und macht vor allem Angehörigen Angst. Der Patient selbst nimmt das Rasseln aber kaum wahr.

Ursache der Rasselatmung ist meist eingedickter Speichel oder Sekret, die sich im Bereich der Stimmritze sammeln. Es rasselt, wenn die Atemluft daran vorbeistreicht. Der Patient selbst ist bereits zu schwach, die Flüssigkeit abzuhusten oder zu schlucken.

Erleichterung bei Rasselatmung:

Die Rasselatmung kann zum Teil gelindert werden:

* Oberkörper des Patienten höher legen und wenn möglich Kopf seitlich lagern, damit Speichel nicht nach hinten läuft.

* Mund trockentupfen, wenn viel Speichel da ist.

* Nichts mehr zu trinken geben und die künstliche Flüssigkeitszufuhr beenden. Sterbende haben in der Regel keinen Durst mehr und mehr Flüssigkeit regt die Speichel- und Sekretbildung an.

* Den Mund und die Lippen pflegen, damit sie nicht austrocknen und reißen.

* Sekret in den letzten Lebensstunden nicht mehr absaugen, denn das ist für den Patienten unangenehm bis schmerzend und regt die Schleimproduktion an.

* Medikamente können die Speichel- und Sekretbildung reduzieren.

Was Angehörigen hilft und wie sie helfen können

Für Angehörige ist die Sterbebegleitung die allerletzte Zeit mit dem Patienten, sie ist schwer und wertvoll zugleich. Im Idealfall finden sie Unterstützung durch Ärzte, Seelsorger, Mitarbeiter des Pflege- und /oder Hospizdienstes und (wenn vorhanden) eines Palliative-Care-Teams.

Erfahrungsgemäß ist es nach dem Tod eine wertvolle Erinnerung, noch da gewesen zu sein:

Die letzten Hilfestellungen sind wichtig für den Sterbenden und für die Angehörigen selbst.

Angehörige können bei der Pflege voll mithelfen, Näheres unter Palliativpflege durch Angehörige.

Wenn Patienten zu Hause gepflegt werden, sollte der Hausarzt eine kurze Mitteilung über Diagnose, Prognose und letzte Therapie hinterlegen. Das bietet Informationssicherheit, falls im Notfall noch ein weiterer Arzt hinzugezogen werden muss.

Checkliste im Todesfall:

	erledigt:	nicht erledigt:

...stirbt die Person zu Hause: Arzt anrufen (s. aber Hinweis!)

Dieser stellt den Totenschein aus, den Sie dem Bestatter übergeben.

Hinweis:
* Wenn Angehöriger eines natürlichen Todes gestorben ist, ist es nicht notwendig, mitten in der Nacht einen Arzt anzurufen. Die Benachrichtigung am nächsten Morgen ist ausreichend.
* Der Verstorbene kann bis zu 36 Stunden zu Hause verbleiben.
* Legen Sie den Verstorbenen mit erhöhtem Kopf hin.
* Tun Sie vorsichtig die Zahnprothese wieder in den Mund (nur, wenn es geht).
* Schließen Sie behutsam die Augenlider und den Mund. Oftmals öffnet sich dieser wieder, weil keine Muskelaktivität mehr vorhanden ist. Sie können ein Handtuch einrollen und dieses unters Kinn legen, damit der Mund geschlossen bleibt. Die Augenlider können mit einem feuchten Wattebällchen für ca. eine Stunde bedeckt werden, damit sie geschlossen bleiben.
* Darm- oder Blasenentleerung können eventuell nach dem Tod noch auftreten.
* Richten Sie das Zimmer her, indem Sie Arzneien, Pflegehilfsmittel entfernen.
* Zünden Sie Kerzen an, legen Sie frische Blumen in die gefalteten Hände.
* Öffnen Sie das Fenster, um die Seele hinaus zu lassen.

	erledigt:	nicht erledigt:

...stirbt die Person in einer Einrichtung

Sie werden von der Einrichtung über den Tod informiert. Die Erstellung eines Totenscheins wird vom Arzt der Einrichtung übernommen.

Hinweis:
Sie haben das Recht, den Verstorbenen auch beim Ableben in einem Krankenhaus oder Pflegeheim mit nach Hause zu nehmen und sich dort von ihm in Ruhe zu verabschieden.

	erledigt:	nicht erledigt:

...stirbt die Person in einem öffentlichen Bereich

Rufen Sie den Notarzt und/ oder die Polizei.

Bestatter kontaktieren!!!

Dokumente für den Bestatter:	erledigt:	nicht erledigt:
Personalausweis und Reisepass		
Krankenkassenkarte		
Schwerbehindertenausweis (falls vorhanden)		
Rentenbescheinigung (Alters- und Witwenrente)		
Geburtsurkunde		
weitere standesamtliche Urkunden, wie z. B. Eheurkunde		
Sterbeurkunde des Partners		
bei Geschiedenen das rechtskräftige Scheidungsurteil		
Patientenverfügung		
Organspendeausweis		
Vorsorgevollmacht oder Generalvollmacht		
Versicherungspolicen, z. B. für eine Sterbegeldversicherung, Unfall- und Lebensversicherung		
Vorsorgeverträge, z. B. Bestattungsverträge		
Testament		
Totenschein		
Unterlagen zu Bankkonten, Mitgliedschaften, Abonnements und anderen Verträgen (z. B. Mietvertrag)		
Umfeld (Angehörige und Arbeitgeber) benachrichtigen		

Tipp:
Patientenverfügung, Vollmachten und Testament müssen nicht zwingend in den eigenen vier Wänden aufbewahrt werden. Sie können auch bei einem Notar hinterlegt sein. Wenn Sie keines der Dokumente finden, sollten Sie nach einem Hinterlegungsschein von einem Notar suchen.

Sonstiges:

Sonderurlaub bei Tod   1 - 2
                                                          Arbeitstage

Checkliste nach dem Todesfall:

	erledigt:	nicht erledigt:

Sterbeurkunde beantragen

(innerhalb von 3 Tagen beim Standesamt
am Wohnort der verstorbenen Person)

* folgendes wird hierfür benötigt:

Totenschein (vom Arzt ausgestellt)

Hinweis:

Die Ausstellung der Sterbeurkunde kann bis zu einer Woche dauern.
Die Sterbeurkunde wird benötigt für laufende Verträge, Banken, Versicherungen,
Grundbuchamt…
Mehrere Sterbeurkunden beantragen!!

	erledigt:	nicht erledigt:

Versicherungen informieren

(Unfall- und Sterbegeldversicherung)

Hinweis:

Stirbt jemand bei einem Unfall, ist die private Unfallversicherung innerhalb
von 48 Stunden zu informieren.

	erledigt:	nicht erledigt:

Arbeitgeber informieren

	erledigt:	nicht erledigt:

Bestatter beauftragen

Hinweis:

Eventuell hat Verstorbener einen Bestattungsvorsorgevertrag mit einem
Bestattungsinstitut schon selbst geschlossen, in dem geregelt ist, wie er sich
seine Beerdigung vorstellt.
Oftmals hat der Verstorbenen eine Sterbegeldversicherung oder ein Sparkonto mit
Sperrvermerk angespart.

	erledigt:	nicht erledigt:

Verträge kündigen

	erledigt:	nicht erledigt:
Mietwohnung		
Energieversorger		
Telefonanschluss, Internet, Handy		
Rundfunkbeitrag und Kabelfernsehen		
Mitgliedschaften in Vereinen		
Zeitungs- und andere Abonnements		
Dienstleistungsverträge		
Versicherungen		
Krankenkassen		
Pflegeheimplatz		
Auto abmelden		

Hinweis:

Einen Überblick darüber, welche laufenden Kosten und Verträge Ihr Angehöriger hatte, bekommen Sie schnell und einfach über seine Kontoauszüge. Beachten Sie auch, dass Sie offene Rechnungen vor der Kündigung begleichen müssen.

Nachlassregelung

	erledigt:	nicht erledigt:
Regelungen des digitalen Nachlasses (E-Mail, soziale Netzwerke, Onlinedienste)		
Testamentseröffnung		
Erbe innerhalb von 6 Wochen ausschlagen		
Erbe mit Beantragung des Erbscheins annehmen		
Finanzamt über das Erbe informieren		
Witwenrente beantragen		
Halb- und Vollwaisenrente für Kinder beantragen		

Checkliste Bestattung organisieren:

(wird mit Bestattungsinstitut gemeinsam besprochen)

	erledigt:	nicht erledigt:

Bestattung organisieren:

	erledigt:	nicht erledigt:
Wie soll die Person bestattet werden? (Erde, Feuer, See, Baum, Diamant) * Urne oder Sarg aussuchen		
Wo soll sie beigesetzt werden?		
Welche Trauermusik möchten Sie bei der Bestattung spielen?		
Soll jemand bei der Beerdigung singen oder ein Musikstück spielen?		
Wer soll die Trauerrede halten?		
Wer soll an der Beisetzung teilnehmen?		
Soll es einen Leichenschmaus oder einen Trauerkaffee geben?		
Wo soll die Trauerfeier/ Trauerkaffee stattfinden? * Gästeliste, Einladung, Rede vorbereiten		
Form der Abschiednahme (am offenen oder geschlossenen Sarg, an der Urne, nach der Trauerfeier oder später?)		
Soll es Grabbeigaben geben? (Erinnerungsstücke)		
Welche Kleidung soll die Person zur Beisetzung tragen?		
Welche Blumen- oder sonstige Dekoration soll es geben? (Fotos, Kerzen…)		
Anmelden der Trauerfeier beim Friedhofs- oder Pfarramt		
Sterbefallanzeige beim Standesamt		
Traueranzeige Zeitung		

	erledigt:	nicht erledigt:

Friedhofsverwaltung aufsuchen:

	erledigt:	nicht erledigt:

Auswahl des Grabes
* Familien- oder Einzelgrab, Reihen- oder Wahlgräber, Wiese

Erwerb Grabnutzungsrecht

	erledigt:	nicht erledigt:
Steinmetzbetrieb aufsuchen:		

Hinweis:

Die Lieferung eines Grabsteins kann bis zu 7 Monate dauern.

Die Nachnamen der handelnden Personen und die Ereignisorte sind frei erfunden, alle Übereinstimmungen mit der Realität sind rein zufällig und nicht beabsichtigt.

Impressum:

1. Auflage

© 2022 Alle Urheberrechte- und Nutzungsrechte verbleiben beim Autor.

Abdruck, Vervielfältigung und Verwendung aller Bestandteile nur mit ausdrücklicher Genehmigung von Britta Rudnick.

Reproduktionen, Einband, Satz, Grafiken und Gestaltung: Britta Rudnick

Herstellung und Verlag: BoD – Books on Demand, Norderstedt

ISBN: 9783756857760

Preis: 10,00 €